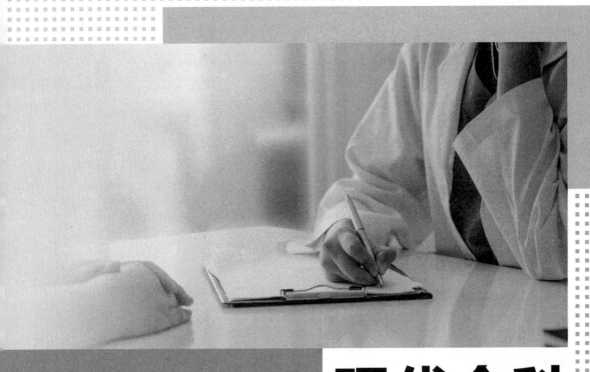

现代全科
护理技术探究

田志菊　杨　旭　金艳芳　赵　娜　张　燕　李　辉◎主编

U0207647

四川科学技术出版社

图书在版编目（CIP）数据

现代全科护理技术探究 / 田志菊等主编 . -- 成都：
四川科学技术出版社，2023.11（2024.7 重印）
ISBN 978-7-5727-1215-9

Ⅰ.①现… Ⅱ.①田… Ⅲ.①护理学—研究 Ⅳ.
① R47

中国国家版本馆 CIP 数据核字（2023）第 233590 号

现代全科护理技术探究
XIANDAI QUANKE HULI JISHU TANJIU

主　　编　田志菊　杨　旭　金艳芳　赵　娜　张　燕　李　辉

出 品 人　程佳月
责任编辑　刘　娟
助理编辑　王　芝　魏晓涵　罗　丽
封面设计　星辰创意
责任出版　欧晓春
出版发行　四川科学技术出版社
　　　　　成都市锦江区三色路 238 号　邮政编码 610023
　　　　　官方微博 http://weibo.com/sckjcbs
　　　　　官方微信公众号 sckjcbs
　　　　　传真 028-86361756
成品尺寸　185 mm × 260 mm
印　　张　11.25
字　　数　230 千
印　　刷　三河市嵩川印刷有限公司
版　　次　2023 年 11 月第 1 版
印　　次　2024 年 7 月第 2 次印刷
定　　价　68.00 元
ISBN 978-7-5727-1215-9
邮　　购　成都市锦江区三色路 238 号新华之星 A 座 25 层　邮政编码：610023
电　　话：028-86361770

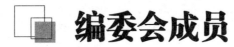 **编委会成员**

前　言

护理学是以维护和促进患者健康，减轻患者病痛，提高患者生命质量为目的，运用专业知识和技术为患者提供健康服务的一门综合性应用科学，综合了自然科学与社会科学，其理论性与实践性都很强。护理技术是护理学的重要组成部分，如何在护理技术的工作实践中，体现"以人为中心"的整体护理思想，满足人的生理、心理和社会等各方面的需求，保证患者的安全和舒适，是广大护理工作人员普遍关注的重要课题。近年来，随着科技的进步，护理学的发展日新月异，许多护理学新理论和新技术不断涌现，并被广泛应用于临床，有效地缓解了患者的病情、减轻了患者的负担。为了使各项护理技术更加科学、规范、安全，更好地为患者的健康服务，护理工作人员需要具备更高的人文素质、实践技能、整体护理知识和社会知识，本书正是在这样的背景下编写而成的。

《现代全科护理技术探究》重点讲述了现代护理学临床常见病、多发病的全科护理，更好地反映了护理学的时代性、先进性和实用性。在内容上重视基础理论与临床实践相结合，普及护理技术的同时提高护理技能，融汇了现代护理学最新的科研成果，体现了当代护理学的最新水平。本书首先介绍了护理学基础，包括护理学的概念和相关理论；然后用较大的篇幅详细介绍了现代临床护理技术的多个方面，着重涉及外科护理、临床诊治与日常生活护理、老年人常见疾病护理、血液透析护理和妇产科护理。本书可以作为临床护理人员的工具书，也可以作为护士在职培训和护理专业学术的指导用书。希望本书对促进临床护理的规范化、系统化及科学化起到一定作用。

编者

2023 年 11 月

CONTENTS 目录

第一章 护理学基础

第一节 护理学的概念、内容与范畴

一、护理学概念的形成与发展

医疗护理活动是人们谋求生存的本能和需要，是人们防病治病的需要。一个人从生到死，不论是健康还是生病，都需要医生、护士等专业人员的关怀和照顾。

"护理"作为动词是护理患者，反映护理的实践性；作为名词是精细护理，反映护理的学科性。可见，护理作为一种专业实践和一门学科，既有关怀照顾的专业实践，也有真诚服务的理念和责任，是建立于学问、理想和理论基础之上的一门独立学科。早期的护理工作被称为前专业护理，护士被称为"看护"，护士的主要责任是养育儿童，支持和保护患者、儿童和老人。由于过去养育儿童、照顾患者、护理老人的工作都是由妇女承担，因此，护理与妇女的角色有着十分密切的关系。

随着社会的进步和医学的发展，护理的定义也在变化。人们根据不同时期国家的体制以及社会的需求赋予护理不同的定义，不同的护理理论家和护理组织对护理所下的定义也不相同。

（一）护理

护理的概念是随着护理科学的不断变化而发展的，在各个不同历史时期有不同的解释。1859年，南丁格尔认为护理担负着保护人们健康以及护理患者使其处于最佳状态的职责。1959年，美国护理专家韩德森认为护士独特的职责是帮助患者或健康人保持健康、恢复健康或安宁死亡。1970年，玛莎·罗杰斯认为护理服务的对象是所有的人，护理是协助人们达到其最佳的健康潜能状态。只要是有人的场所，就有护理服务。

1973年，国际护士会（ICN）对护理的定义是：护理是帮助健康人或患病的人保持或恢复健康，预防疾病或平静地死亡。

（二）护理概念发展的三个阶段

1. 以疾病为中心的阶段

17世纪以来，医学科学脱离了宗教神学的束缚。在自然科学的基础上，随着生物学的发展，人们对健康与疾病的关系有了新的认识。在这个阶段人们普遍认为身体没病就是健康，主要从人体的结构、器官、细胞甚至分子水平上寻找致病因素和防治方法，确认细菌侵入和外伤因素是产生疾病的原因，认为消灭病原体就可以治愈疾病，对疾病的认识十分有限。医疗行为主要着眼于身体的局部病灶，忽视心理、社会因素的影响。护理工作的任务是协助医生诊疗，清除患者身体内的"病灶"，使其恢复功能；护理服务的方式是执行医嘱，完成各项护理操作规程；护士只是医生的助手，护理研究领域十分局限，护理学还没有形成自己独立的科学理论体系，仅局限于对各种疾病的护理操作程序和规范。

"以疾病为中心"是护理学发展过程中的重要阶段。在这个阶段，由于医护工作的明确分工初步形成了护理职业，并在长期的护理实践中，锻炼和培养了一支护理专业队伍，积累并形成了一套护理技术操作规程，从而构成了现代护理学的基本内容。

2. 以患者为中心的阶段

第二次世界大战以后，科学技术飞速发展，疾病与健康的概念发生了巨大变化，尤其是生态学家纽曼提出的"人和环境相互作用"的学说，使人们开始重新认识人类健康与心理、社会环境的关系。1948 年，世界卫生组织提出，健康不但是没有疾病和身体缺陷，而且要有完整的生理心理状态和良好的社会适应能力。

新的理论也拓展了护理学的实践、研究领域，提出了以系统论为基础的护理程序，即强调以患者为中心的宗旨，运用护理程序为患者提供整体护理。护士与医生的关系转变为合作关系，护士与患者的关系更加密切，推动了护理学的进展。1955 年，美国护士莉迪亚·赫尔率先用系统论的观点解释、指导护理工作，首次提出了"护理程序"的概念。

3. 以人的健康为中心的阶段

1977 年，美国医学家恩格尔根据一系列的研究结果，提出了新的"生物－心理－社会"医学模式，引发了医学科学的根本变革，人们开始从自然和社会两个方面揭示医学的属性，从个体和群体角度研究疾病的发生与各种社会因素的关系，从自然到社会各个层面研究疾病的综合防治方法。以健康为中心的护理阶段，反映了人类健康需求的提高和增强，是护理工作职能的进一步扩展和深化，是护理学发展的一个新的阶段和趋势。

以人的健康为中心的护理阶段，护理实践和护理理论都发生了巨大的变化，护理工作也开始表现出特有的作用。护理工作从附属于医疗的技术性职业转变为较为独立的为人类健康服务的事业；护理服务范围扩展到健康和疾病的全过程；护理服务的对象不仅包括患者，还包括健康的人；护理工作场所从医院到家庭、社区，到所有有人的地方；根据不同人员制定不同的护理工作任务；护理学科已成为现代科学体系中一门综合自然科学和社会科学知识的、独立的、为人类健康服务的应用性学科。

（三）护理学

目前，国际上对护理学还没有统一公认的标准定义。1973 年，美国护士协会对护理的定义是：护理实践是直接服务并适应个人、家庭、社会在健康或疾病时的需要。1980 年，美国护士协会对护理学的定义是："护理学通过判断和处理人类对已经存在或潜在的健康问题产生的反应，并为个人、家庭、社区或人群代言的方式，达到保护、促进及最大限度提高人的健康及能力，预防疾病及损伤，减轻痛苦的目的。"我国著名学者周培源认为护理学是一门独立的学科，与医疗有密切的关系，相辅相成，相得益彰。随着科学技术的进步、社会的发展以及人民生活水平的提高，护士将逐步从医院走向社会，更多地参与医疗保健。护理学是以基础医学、临床医学、预防医学、康复医学以及相关的社会科学、人文科学等为理论基础的一门综合性应用学科，是医学科学的重要组成部分。我国护理专家林菊英认为护理学是一门新兴的独立科学，护理理论逐渐形成体系，有其独立的学说和理论，有明确的为人民健康服务的思想。随着社会和医学科学的发展，特别是人类对客观世界的认识和不断深化，人们对护理学的认识将日趋确切和更符合护理本身的基本规律。

二、护理工作内容

（一）护理工作的基本内容

（1）临床护理：临床护理包括基础护理和专科护理两个方面。基础护理是临床各专科护理的基础，主要是满足患者的生理、心理、社会等各个方面的需要，以及疾病治疗与康复需要的护理技术操作技能。专科护理是以护理学及相关医疗专科理论、知识、技能为基础，结合专科患者的特点及诊疗要求，为患者提供的护理。如大面积烧伤、器官移植、营养疗法等患者的护理都需要由具有较深专业知识和技能的临床专家来完成。

（2）社区护理：借助有组织的社会力量，把护理学技能和公共卫生学相结合，以社区人群为服务对象，为个人、家庭和社区提供促进健康、预防疾病、家庭访视等服务，提高社区群众的健康水平。如老年护理、婴幼儿护理、妇女健康指导、各种高危人群的预防保健等。

（3）健康教育：健康教育是护理工作的重要内容。护士可以通过信息传播和行为干预，针对不同人群宣传有关预防疾病、促进健康、有效康复以及自我保健的知识，帮助个体或群体掌握卫生保健知识，树立健康观念，自觉采纳有利的健康行为和生活方式。

（4）护理教育：以护理学和教育学为基础，有目的地培养合格的护理人才，以保证其适应未来需要。护理教育包括基本护理学教育、毕业后护理学教育和继续护理学教育三种形式。基本护理学教育包括中等护理学教育和高等护理学教育两个层次。毕业后护理学教育包括注册后护理学教育和护理学研究生教育。继续护理学教育是为从事护理工作的在职人员提供学习新理论、新知识、新技术和新方法的终生教育。

（5）护理管理：是运用管理学的理论和方法，对护理工作的诸要素进行管理，如人力资源的管理、专业政策和法规的制定、各种组织结构的设置、物品的购置与保管、资金的管理、时间的安排、工作质量的控制等，以提高护理工作的效率和质量。

（6）护理研究：是用科学方法去探索未知、回答和解决护理领域的问题，并将研究结果直接或间接地用于护理实践。护理人员有责任通过科学研究的结果改进护理方法，推动护理学的发展。

第二节　护理学相关理论

护理理论是对护理现象及其本质进行有目的、系统性和抽象性的概括，由一组相互关联的概念、定义、概念间关系、假设和观点等组成。护理理论的主要作用是提供一个方式来描述、解释、预测和控制护理现象，并用于指导实践。

20 世纪 50 年代，护理教育不断完善，护理向专业化发展进程加快，多位护理先驱在建立护理学独特理论体系的过程中广泛借鉴其他相关学科理论，从不同侧面孵化和培育了现代护理理论。其中对现代护理理论的发展具有重要影响的社会科学及其他学科理论，包括系统论、需要理论、成长与发展理论、压力与适应理论等。

一、系统论

系统论作为一种科学术语、一种理论，最早由美籍奥地利理论生物学家贝塔朗菲提出。1925年，贝塔朗菲提出了应把有机体视为一个整体或系统来考虑。1937年，他首次提出了"一般系统理论"的概念。1968年，他发表了《一般系统论——基础、发展和应用》，全面总结了40年来研究一般系统论的成果，为系统科学提供了纲领性的理论指导。20世纪60年代以后，系统论得到了广泛的发展，其理论与方法已渗入有关自然和社会的许多科学领域以及生产、技术领域，日益发挥着重大而深远的影响。

（一）系统论概述

1. 系统的概念

系统是指由若干相互联系、相互作用的要素所组成的具有一定结构和功能的有机整体。系统是多个要素的集合，同时每一个要素都有自己独特的结构和功能，当这些要素集合起来构成一个整体系统后，它又具有各孤立要素所不具备的整体功能。系统广泛存在于自然界、人类社会及人类思维中。

2. 系统的分类

自然界与人类社会中存在着形形色色的千差万别的系统，从不同的角度可以对系统进行分类，常用的系统分类方法如下。

1）按人类对系统是否施加影响分类

系统按人类对系统是否施加影响分类可分为自然系统和人为系统。自然系统是自然形成、客观存在的系统，如人体系统、生态系统等。人为系统是为某特定目标而建立的系统，如护理质量管理系统、计算机软件系统。现实生活中，大多数系统为自然系统和人为系统的综合，称为复合系统，如医疗系统、教育系统等。

2）按系统与环境的关系分类

系统按系统与环境的关系分类可分为开放系统和闭合系统。开放系统是指与周围环境不断进行着物质、能量和信息交换的系统，如生命系统。开放系统和环境的交换是通过输入、输出和反馈来完成的。物质、能量和信息由环境流入系统的过程称为输入，而由系统进入环境的过程则称为输出。系统的输出反过来又进入系统并影响系统的功能称为系统的反馈。开放系统正是通过输入、输出和反馈保持与环境的协调、平衡并维持自身稳定。闭合系统是指不与周围环境进行物质、能量和信息交换的系统。绝对的闭合系统是不存在的，只有相对的、暂时的闭合系统。

3）按系统运动的状态分类

系统按系统运动的状态分类可分为动态系统和静态系统。动态系统是指系统的状态会随时间的变化而变化，如生态系统。静态系统则不随时间的变化而改变，是具有相对稳定性的系统，如建筑群，但建筑群也会随时间的推移而发生老化，因此绝对的静态系统是不存在的。

4）按组成系统的要素性质分类

系统按组成系统的要素性质分类可分为物质系统和概念系统。物质系统是指以物质实体构成的系统，如机械系统。概念系统则是由非物质实体构成的系统，如科学理论系统。物质系统和概念系统是相互联系的，物质系统是概念系统的基础，概念系统为物质系统提供指导服务，大多数情况下，两者是以整合的形式出现的。

3. 系统的基本属性

系统尽管形式多样、类型各异，但具有相同的基本属性。包括集合性、整体性、相关性、动态性和层次性。

1）集合性

系统的集合性主要是指每一个系统都由两个或两个以上要素组成，单个元素或简单事物不能作为系统。

2）整体性

系统的整体性主要表现为理想的系统整体功能大于系统各要素功能之和。系统的整体功能建立在系统要素功能基础之上，但并不是各要素功能的简单相加，当各要素以一定方式组合起来构成一个整体后，就产生了孤立要素所不具备的特定功能。要增强系统的整体功效，就要提高每个要素的素质，充分发挥每个要素的作用；同时协调和优化系统中各要素的组合以及要素与整体、环境间的相互作用。

3）相关性

系统与要素及各要素之间是相互联系、相互制约的，任何一个要素发生了功能或作用上的变化，都会引起其他要素乃至于整体功能或作用的相应变化。

4）动态性

动态性指系统随着时间的变化而变化，系统的运动、发展与变化过程是动态性的具体反映。系统为了生存与发展，需要不断地调整自己的内部结构，并不断与环境进行物质、能量和信息的交换。

5）层次性

系统是按复杂程度依次排列组织的。较简单、较低层次的系统称为子系统，较复杂、较高层次的系统称为超系统。对于某一系统而言，它既是由许多子系统组成的，同时，它自身又是上一层系统的子系统。例如人是由器官组成的，因此人是器官的超系统；同时人又是家庭的组成部分，所以人又是家庭的子系统。一个系统是属于子系统还是超系统是相对而言的。

（二）系统论在护理学中的应用

一般系统论的观点对护理领域产生了重要的影响。

1. 培育了整体护理思想

护理的服务对象是人，整体护理的思想是把人看作整体的、开放的系统。人是由生理、心理、社会、精神、文化等多要素组成的统一整体。组成人体的各方面相互依存、相互作用。当机体某一器官、组织发生病变时，应把机体看作一个整体，除提供疾病护理外，还应提供包含生理、心理、社会、文化等各方面的整体护理。

人是一个开放系统，每时每刻都与周围环境进行着物质、能量和信息的交换。人体系统活动的基本目标是保持机体的平衡，即保持机体内部各子系统之间以及机体与外界环境间的平衡。护理的功能就是协助个体调整内环境去适应外环境的不断变化，以获得和维持身心的平衡。

2. 作为护理程序发展的依据

护理程序是临床护理的科学工作方法，包含评估、诊断、计划、实施、评价五个步骤。护理程序可以看成一个开放系统。输入的信息是护理人员经过评估后的患者基本健康状况、护理人员的知识水平与技能、医疗设施条件等；经诊断、计划和实施后，输出的信息主要为实施护理措施后患者的身心状况和健康水平；经评价后进行信息反馈，若患者尚未达到预期健康目标，则需要重新评估，修改计划及实施，直到患者达到预期健康目标。

3. 作为护理理论或模式的理论框架

系统论为许多护理理论家所借用，作为发展护理理论或模式的基本框架，如罗伊的适应模式、纽曼的系统模式等。

4. 为护理管理者提供理论支持

医院护理系统可被视为医院整体系统的一个子系统，护理子系统的功能稳定将有助于医院整体功能的实现，而医院作为整体系统又会影响护理子系统的运转。

二、需要理论

人类为了生存和发展，必须满足基本的需要，如对食物、休息、睡眠、情爱、交往的需要等。如果这些基本需要得不到满足，就会影响人的健康。人的基本需要受社会文化、价值观、情绪、身心发展状况等多种因素的影响。护理人员只有充分认识人类基本需要的内容及特点，才能帮助人们满足其基本需要，维持机体平衡状态，维护并促进人类健康。

（一）需要理论概述

1. 需要的概念

需要又称需求，是有机体、个体、群体对其生存、发展条件所表现出来的依赖状态，是个体和社会客观需求在人脑中的反映，是人的心理活动与行为的基本动力。

2. 需要的特征

1）动力性

需要是人各种活动的基本动力，人的各种活动都是在需要下推动进行的。需要一旦出现，就会成为支配行为的力量，推动人从事各种活动，以满足需要。需要越强烈、越迫切，其产生的推动力就越大。

2）无限性

需要并不会因暂时的满足而终止，当一些需要得到满足后，又会产生新的需要。个体正是在不断产生需要与满足需要的活动过程中，获得自身的成长与发展，并推动着整个社会的发展与进步。

3）独特性

人与人之间有相同的需要，也有自己独特的需要。每种需要的重要性因人而异，这种需要的独特性是个体的遗传因素、环境因素所决定的。

4）动态性

需要是个体生存发展的必要条件，个体在不同的发展时期有不同的优势需要，如婴儿时期以生理需要为主，到了青少年时期有了交友、学习等需要，到了老年时期，尊重的需要则尤为突出。

3. 需要的分类

人的需要是多种多样的，可以从不同的角度对其进行分类。

1）生理需要和社会需要

根据需要的起源，可以把需要分为生理需要和社会需要。生理需要又称生物需要，是维持个体生存和种族延续所需求的事物的反映，包括对饮食、休息、运动、排泄、性欲等的需要。社会需要是维持社会生活所需求的事物的反映，是与人的社会生活相联系的需要，包括对交往、劳动、学习、娱乐、爱等的需要。社会需要是后天习得的，又称获得性需要。这种需要通常是从社会要求转化而来的，当个人认识到社会要求的必要性时，社会要求就会转化为个人的社会需要。

2）物质需要和精神需要

根据需要的对象，可以把需要分为物质需要和精神需要。物质需要是指个体对物质的需求，如对衣、食、住、行的需要，对工作和劳动条件的需要等。精神需要是指个体对精神文化方面的需求，如对探索、赞许、成就等的需要。

4. 影响需要满足的因素

人的基本需要满足的程度与健康状况密切相关，当人的基本需要不能得到满足时，就会直接或间接影响其生理功能，甚至造成疾病，所以了解阻碍人的基本需要满足的因素非常必要。

1）个体因素

①生理因素：疾病、疲劳、疼痛、损伤、活动受限等可导致人的若干需要不能满足。②情绪因素：人处于焦虑、恐惧、愤怒、兴奋或抑郁等状态时会影响基本需要的满足。③认知因素：缺乏知识和信息会影响人们正确地认识和识别自我需要，以及选择满足需要的途径和手段。此外，个体的信仰、价值观、生活习惯和生活经历使其在寻求需要满足时各有不同。

2）环境因素

环境陌生、光线和温度不适宜、通风不良、噪声等都会影响需要的满足。

3）社会因素

社会的不安定、社会舆论及个体缺乏有效的沟通技巧、社交能力差、人际关系紧张等都会影响需要的满足。

4）文化因素

不同地区的风俗习惯、信仰、价值观、教育状况等也会影响需要的满足。

（二）需要的相关理论及模式

人的需要具有共性，多位心理学家、哲学家从不同角度对需要进行了研究，并提出了不同的理论及模式。其中以马斯洛的人类基本需要层次论最具代表性，此外还有卡利什的人类基本需要层次论、韩德森的患者需要模式。

1. 马斯洛的人类基本需要层次论

1）理论内容

美国心理学家马斯洛对人类需要的结构和规律进行了系统和独到的研究，在1954年出版的《动机与人格》一书中，他将人的基本需要按其重要性和发生的先后次序排列成五个层次，并用"金字塔"形状来加以描述，形成了人类基本需要层次论。

（1）生理需要：是人类生存最原始、最基本的需要，包括人对空气、水、食物、排泄、休息、睡眠、避免疼痛等的需要。如果生理需要得不到满足，人就无法生存。只有生理需要基本满足之后，个体才会采取行动来满足更高层次的需要。如个体极度饥饿时，行动的唯一动力就是获取食物，饱腹之后才会考虑其他方面需要的满足。

（2）安全需要：安全需要包括生理安全与心理安全，生理安全是指个体处于一种生理上的安全状态，防止身体上的伤害，如行动不便者以拐杖扶行。心理安全是指个体有一种心理上的安全感，避免恐惧、害怕、焦虑等，如良好的人际关系、生活稳定有保障等都可以满足心理安全需要。

（3）爱与归属需要：又称社交需要。当前两种需要满足之后，个体就会产生对感情、友谊和归属的需要。包括个体需要去爱别人和被别人爱，希望被他人和集体接纳，以建立良好的人际关系。马斯洛认为，人是社会的动物，人渴望被别人关怀、爱护，渴望自己有所归属，是团体中的一员。

（4）尊重需要：尊重包含双重含义，即拥有自尊，视自己为一个有价值的人；被他人尊敬，得到他人的认同与重视。作为一个社会人，个体希望自己的工作被社会承认，渴望获得成就感和自信心，视自己为有价值的人。若尊重的需要未得到满足，个体就会失去自信，产生自卑、无能等感受。

（5）自我实现需要：是个体最大限度地发挥自己的潜能，实现自己的理想和抱负，是最高层次的需要。只有当较低层次的需要得到基本满足之后，才会出现此需要并逐渐增强。满足自我实现需要可使人感到最大的快乐。

马斯洛在1970年修订的《动机与人格》一书中，在尊重需要和自我实现需要之间增加了求知需要和审美需要。求知需要，指对己、对人、对周围事物有所了解和探索的需求；审美需要，指对美好事物欣赏，并希望周遭事物有秩序、有结构、顺自然、循真理等心理需求。马斯洛将以上七个层次的需要分为两个水平：基本需要和成本需要。处于较低层次的生理需要、安全需要、爱与归属需要、尊重需要称为基本需要，处于较高层次的求知需要、审美需要和自我实现需要称为成长需要。

2）需要层次论的一般规律

（1）需要是人类普遍存在的。需要的满足过程是逐级上升的，当较低层次需要得到满足后，就向高层次发展。各层次需要相互依赖、彼此重叠。同一时期内，几个层次的需要可同时存在，其中有一种需要相对占据优势，个体的优势需要是不断变动的。

（2）需要被满足的时间要求不同。有些需要需立即和持续予以满足，如氧气；有些需要可以暂缓满足，如对食物、睡眠的需要，但这些暂缓满足的需要最终仍旧要得到满足。

（3）各层次需要与个体的成长发育、社会经济、文化教育程度等有关。

（4）越高层次的需要满足的方式差异越大。如人类对空气、水分等低层次的需要，满足方式都相同；而高层次的需要如尊重和自我实现的需要，满足的方式则因人而异。

（5）人类需要被满足的程度与健康密切相关。需要被满足有利于维持和促进健康，在其他因素相同的情况下，健康状况越良好，需要被满足的程度越高。

2. 卡利什的人类基本需要层次论

美国护理学家卡利什在马斯洛提出人类基本需要层次论数年后，将该理论加以修改和补充，在生理需要和安全需要之间增加了一个层次，即刺激的需要，包括性、活动、探索、操纵和好奇。性和活动的需要虽然属于生理需要，但其必须在氧气、水分、食物、排泄、温度、休息、避免疼痛等生理需要得到满足之后，才会寻求此需要，因此将其列在生理需要之后。此外，人们为了满足好奇心，常在探索或操纵各项事物时忽略了自身的安全性，故好奇、探索和操纵等需要的满足应优先于安全需要。

3. 韩德森的患者需要模式

美国护理学家韩德森认为，护理人员的基本任务是协助患者满足其基本需要，并于1966年提出了14项患者的需要：①正常地呼吸。②适当的饮食。③维持各种正常途径的排泄。④移动及维持期望的姿势。⑤充足的睡眠与休息。⑥恰当的穿着打扮，保持良好的仪表。⑦通过调整环境及穿着而维持正常的体温。⑧保持身体的整洁及皮肤的完整性。⑨避免环境中的各种危险并避免伤害他人。⑩与他人沟通表达其感情、需要及各种情绪。⑪按照自己的信仰进行相关活动，并遵从自己的价值观。⑫从事使自己有成就感的工作。⑬参加各种不同形式的娱乐活动。⑭学习、发现并满足各种促进正常发展的健康好奇心。

（三）需要理论在护理工作中的应用

需要理论在护理领域中得到了广泛应用，其主要体现在以下几个方面。

1. 对护理实践的意义

系统地收集资料，识别服务对象未满足的需要。护理人员可以以需要层次理论为理论框架，系统地收集和整理资料，避免资料的遗漏，从中识别出服务对象尚未满足的需要，制定和实施相应的护理措施，协助服务对象满足需要。

更好地理解服务对象的言行，预测其即将出现或尚未表达出的需要。如服务对象对各种检查治疗提出疑问，这是安全需要的表现；想家、想孩子，这是爱与归属需要的表现；担心因疾病而影响工作和学习，这是自我实现需要。护理人员需对可能出现的问题采取预防性措施，以防止问题的发生。

识别服务对象需要的轻重缓急，确定护理计划的优先次序。护理人员可以按照基本需要的层次，识别护理问题的轻、重、缓、急，以便在制定护理计划时妥善地排列先后次序。例如某患者存在自主呼吸受损、体液不足、知识缺乏等护理问题，根据需要层次论，应按照所述的先后次序进行护理。

2. 对护理理论的意义

需要层次论对护理理论的发展有很大的启示，为护理学提供了理论框架。如韩德森、奥瑞姆、罗伊等护理学家均以需要层次论作为理论基础，创立和发展了相应的护理理论或模式。

3. 对护理教育的意义

一些护理院校以需要层次论为理论框架，按照人的需要层次设置课程和编写教材，有些教育者提倡对不同需要层次的护士群体采取分层次教学的策略，以激发学生的学习热情，提高教学效果。

4. 对护理管理的意义

管理者依据需要层次论，对护理人员的需要进行评估，采取各种管理措施，满足其不同层次的需要，从而调动其工作积极性，提高护理质量。

5. 对护理研究的意义

许多研究者以需要层次论为理论依据开展护理研究，如对各类服务对象、临床护理人员、护理管理者、护理教育者、护生群体等各层次护理人群的需求特点进行深入调查，进行动机机制、激励机制等方面的探索。

三、成长与发展理论

成长与发展贯穿于人的生命的全过程，人在每一个成长发展阶段有不同的特点和特殊的需求，护理服务对象包括各年龄阶段的人。护理人员学习有关生长与发展理论，有助于明确各年龄阶段患者的心理特点、行为特征及基本需要，提供适合于服务对象不同生命阶段的护理。

（一）成长与发展理论概述

1. 成长、发展的概念

成长又称生长，是指个体在生理方面的量性增长，可表现为数量增多、体积增大、重量增加和新陈代谢提高等。

发展又称发育，是个体随年龄增长及与环境间的互动而产生的身心变化过程，它是生命中有顺序的、可预测的变化，在人的一生中是持续进行的，它不仅包括生理方面的变化，还包括心理方面和社会方面的适应及改变。

成长与发展之间相互影响、相互依存、相互关联。成长是发展的物质基础，而发展的状态在某种程度上又反映在成长的量的变化上。

2. 成长与发展的内容

（1）生理方面：指体格的生长和改变、机体各组织器官的发育和功能完善。如体重增加、肌力增长、动作协调、器官功能完善等。

（2）认知方面：指感官、思维、语言等个体认知能力的发展以及认知内容的发展。

（3）社会方面：指交往过程中与他人、群体及社会互动能力的发展。

（4）情感方面：指人对客观事物的主观态度体验，如喜、怒、哀、乐等。

（5）精神方面：指个体对生命的意义、生存价值的认识。

（6）道德方面：指个体的道德认识、道德情感、道德意志、道德行为等方面的发展。

3. 影响成长与发展的因素

遗传和环境因素是影响成长与发展的两个基本因素，遗传决定生长发育的潜力，但又受到环境因素的作用和调节。其他影响因素还包括个人因素、教育和实践等。

1）遗传因素

个体的成长与发展受父母双方遗传因素的影响，表现在身高、体形、肤色及面部特征等生理方面，同时也表现在性格、气质和智力等心理、社会方面。

2）环境因素

家庭环境：家庭是个体出生后接触最多、关系最密切的环境。家庭提供的居住环境、卫生条件、保健措施、生活方式、家庭教育及家庭氛围等都会对儿童的体格及心理社会发展产生深远的影响。

社会文化：不同文化背景下的教养方式、生活习俗、宗教信仰等对人的成长、发展有不同的影响。

3）个人因素

健康状况：个人的健康状况不仅会影响个体的体格发育，而且会不同程度地影响其心理及智力的发育，疾病、创伤等因素均会影响儿童的成长发展。

营养状况：充足合理的营养是生长发育的物质基础，是保证个体健康成长、发展的重要因素。营养不良会导致体格发育的迟滞，影响智力及心理社会能力的发展；营养过剩又会导致肥胖甚至疾病。

此外，自我意识、个人动机、学习及社会化过程等也会影响人的成长与发展。

4）教育和实践

教育主要影响人的智力、道德、行为、个性、能力方面的发展及社会化过程。个体实践活动包括生理活动、心理活动、社会活动，是影响人生长、发展的决定因素。个体通过接受教育及各种实践活动，认识和改造客观世界，并在这个过程中使自身获得成长、发展。

4. 生长与发展的基本规律

1）顺序性

成长与发展是按照一定顺序进行的，顺序性表现为以下三个特征。

头尾生长：指身体和动作技能的发展是沿着从上（头）至下（脚）的方向进行的。如个体最先获得控制头部的能力，然后是上肢的动作，最后才学会控制下肢的运动。

远近生长：指身体和动作技能的发展是沿着从身体中心向身体远端的方向进行的。如肩和臂的动作最先成熟，其次是肘、腕、手，手指的动作发展最晚。

分化生长：指身体和动作技能的发展是沿着从一般到特殊、从简单到复杂的顺序进行的。如幼儿最初的动作常为全身性的、不精确的，后逐渐发展成为局部、精确的动作。

2）阶段性

每个个体都要经过相同的生长、发展阶段，每一个阶段都有一定的发展任务，每个人在完成一个阶段的任务后，才能进入下一个阶段。例如，婴儿出生后6个月生长最快，出现第一个生长高峰，之后生长速度逐渐减慢，到青春期又迅速加快，出现第二个生长高峰。

3）个体差异性

每个个体的成长发展受各种因素的影响，成长发展的速度、水平会出现差异，表现为同一年龄阶段的个体可以有不同的成长发展水平和个性特征。

4）存在关键期

成长、发展过程在某些时期是某方面能力发展的最佳时期，如果在这个时期缺少适当的环境刺激，就会失去发展的关键机会，以后则不容易发展此种行为，甚至永远无法弥补。如2~3岁是儿童口头语言发展的关键期，4~5岁是儿童学习书面语言的关键期等。

（二）成长与发展理论的应用

生物、心理、社会学家从不同的角度对人的成长与发展进行了深入研究，并提出了许多理论。这些理论各有其侧重点，下面主要介绍弗洛伊德的性心理发展理论、艾瑞克森的心理社会发展理论和皮亚杰的认知发展理论。

1. 弗洛伊德的性心理发展理论

弗洛伊德（1856—1939）是奥地利著名精神病学家，被誉为"现代心理学之父"，他通过精神分析法观察人的行为，创建了性心理发展理论，是精神分析学派的创始人。

1）理论的内容

弗洛伊德认为，人类是倾向于追求生存、自卫和享乐的，其原动力为原欲。原欲始自性冲动，是一种性的力量，是促使人达到目标的动力，也是性心理发展的基础。人的一切活动为满足性本能，但条件及环境不允许人的欲望任意去满足。因此，人的本能被压抑后会以潜意识的方式来表现，从而形成了性压抑后的精神疾患或变态心理。成年期甚至老年期后出现的许多严重的心理问题，都可能源于儿童期的人格发展障碍。其理论包括心理结构（意识层次）、人格结构和性心理发展阶段三个要点。

（1）心理结构。弗洛伊德在他的精神分析理论中，将人的心理活动分为意识、潜意识和前意识三个层次。

意识：指个体直接感知的心理活动部分，如感知觉、情绪、意志和思维等，是心理活动中保持个体与外部现实联系和相互作用的部分。

潜意识：指个体无法直接感知的心理活动部分，是不被外部现实和道德理智所接受的各种本能冲动、需求和欲望。潜意识虽然不被意识所知觉，但能使个体的心理活动具有潜在的指向性，是整个心理活动中的原动力。

前意识：介于意识和潜意识之间，包括目前未被注意到或不在意识之中，但通过集中注意力、经过他人提醒，或者努力回忆又能进入意识区域的心理活动，即能够召回到意识中的那部分经验和记忆。

（2）人格结构。弗洛伊德人格结构理论认为，人格由本我、自我、超我三个部分组成。

本我：是人格中最原始的部分，受快乐原则支配，目的在于争取最大的快乐和最小的痛苦。

自我：是人格中理智而符合现实的部分，受现实原则支配，用社会所允许的行动满足本我的需求，在本我的冲动欲望和外部现实世界对人的制约之间起调节作用，使人的行为适应社会和环境。

超我：是人格中最具理性的部分，受完美原则支配，是按照社会规范、伦理道德及习俗对个体进行监督和管制，使其行为符合社会规范和道德要求，追求人格完美。

（3）性心理发展。弗洛伊德的人格发展理论主要论述了性心理的发展，他将性心理发展分为五个阶段。

口欲期（出生～1岁）：此期原欲集中在口部，婴儿关注与口有关的活动。婴儿的吮吸和进食欲望若得到满足，可产生舒适和安全感。若过于满足或未得到满足则会造成人格的固结现象，从而出现日后的以自我为中心、过于乐观或悲观等人格特征，并可能出现吮手指、咬指甲、吸烟、酗酒等不良行为。

肛欲期（1～3岁）：此期原欲集中在肛门区。健康的发展建立在控制排便所带来的愉快经历上，从而养成讲卫生、能控制自己和遵守秩序的习惯。此期固结则会造成缺乏自我意识或自以为是等人格特征。

性蕾期（3～6岁）：此期原欲集中于生殖器。儿童的兴趣转向生殖器，并觉察到性别差异，出现恋母（父）情结。此期健康的发展在于与同性别的父亲或母亲建立性别认同感，促使儿童形成正确的性别行为和道德观念。此期固结则会造成性别认同困难或难以建立正确的道德观念等问题。

潜伏期（6岁～青春期）：此期儿童早期的性欲冲动被压抑到潜意识中，而将精力集中到智力和身体活动中去。此期愉快感来自外在的环境，固结会造成压迫或强迫人格。

生殖期（青春期以后）：由于激素水平的改变和第二性征的出现，青春期少年的注意力转向年龄接近的异性伴侣，原欲又重新回到生殖器，性心理的发展趋向成熟，逐渐培养独立性和自我决策的能力。如果发展不顺利可导致性功能不良、难以建立融洽的两性关系或病态人格。

2）弗洛伊德的性心理发展理论在护理中的应用

弗洛伊德的性心理发展理论提出了儿童早期经验对人格发展起着决定性影响。该理论有助于护理人员评估患者潜在的心理需要，理解儿童在健康人格形成过程中的心理需求，根据不同年龄阶段的特点满足其需求。如在口欲期通过恰当的喂养和爱抚，给婴幼儿以舒适感和安全感；在肛欲期对幼儿进行适当的大小便训练，并注意适当地表扬和鼓励，给予其愉快的体验，培养其自我控制能力；在性蕾期鼓励儿童对性别的认同，帮助其解决恋母（父）情结的矛盾冲突；在潜伏期鼓励儿童认真学习、锻炼身体，为住院患儿提供各种活动的机会；在生殖期鼓励其养成独立和自我决策的能力，正确引导青少年与异性交往。

2. 艾瑞克森的心理社会发展理论

艾瑞克森（1902—1994）是美籍丹麦裔心理分析学家，他根据自己的人生经历及多年从事心理治疗的经验，在弗洛伊德性心理发展理论的基础上，提出了解释整个生命历程的心理社会发展理论。

1）理论的内容

艾瑞克森强调文化与社会对人发展的影响，他认为生命的历程就是不断达到心理社会平衡的过程。他把人的一生分为八个心理社会发展阶段（前五个阶段与儿童的心理社会发展有关），认为每个阶段都有一个主要的心理社会危机和中心任务。危机由正常发展而产生，属于正常现象，是人生每一时期特定的问题和任务。成功地解决每一个发展阶段的危机，可以健康步入下一个阶段。反之，将导致不健康的结果而影响以后的发展。

婴儿期（0～1岁）：此期发展的危机是信任对不信任。信任感是发展健全人格最重要的因素。此期婴儿的发展任务是与照顾者（通常是父母）建立起信任感，学习爱和被爱。婴儿出生后来到一个陌生的环境，必须依靠他人来满足自己的需要，如果婴儿的各种需要得到满足，小儿的感受是愉快的和良好的，那么对他人的信任感就得以建立；如果婴儿经常感受的是痛苦、危险和无人爱抚，便会形成对他人的不信任感、焦虑不安和退缩等人格特征。

幼儿期（1～3岁）：此期发展的危机是自主对羞怯或疑虑。此阶段幼儿已学会了进食、控制大小便等基本自理活动，由于行走和语言的出现，幼儿扩大了对周围环境的探索，明确独立与依赖之间的区别，出现自主性需求，并开始觉察到自己的行为会影响周围环境与环境中的人；同时由于缺乏社会规范，幼儿任性达到高峰，喜欢以"不"或"我自己来"表现自主性。此期父母应在安全的情况下，对孩子合理的行为必须给予支持和鼓励，避免过分干预，培养幼儿自由活动的自主性。若父母过分限制，甚至嘲笑、否定和斥责，会使幼儿怀疑自己的能力而产生羞怯和疑虑感。

学龄前期（3～6岁）：此期发展的危机是主动性对内疚。此期儿童随着活动能力和语言的发展，对周围环境的好奇心增强，探索的范围扩大，并能以现实的态度去评价个人行为。如果父母对他们的好奇和探究给予积极的鼓励和正确引导，倾听他们的感受，将有助于他们主动性的发展，对以后创造性行为的发展有积极的作用；若常对儿童的行为干涉、指责，或要求儿童完成他们力所不能及的任务，都会使儿童产生内疚感，表现出缺乏自信、消极、无自我价值感。

学龄期（6～12岁）：此期发展的危机是勤奋对自卑。此阶段主要是进入学习阶段。儿童迫切地要求学习文化知识和各种技能，学会遵守规则，从完成任务中获得乐趣。此期儿童责任心逐渐增强，愿意展现自我。如果在这个时期小儿能出色地完成任务并受到赞扬和鼓励，则可发展并强化其勤奋感；反之，若儿童遭遇忽视或指责，则会伤害他们的自信心，使其产生自卑感。

青春期（12～18岁）：此期发展的危机是自我认同对角色混乱。自我认同指个体对自己的本质、信仰及一生趋向的一种相当一致、比较完整的意识，是人格上自我一致的感觉。此期的青少年关注自我、探究自我，经常思考我是谁、在社会上占什么地位、适合怎样的社会职业等问题。此外，青少年还关注别人对自己的看法，注重自身形象的保持，并与自我概念相比较。他们必须适应所承担的社会角色，同时又想扮演自己喜欢的新潮形象，他们为追求个人价值观与社会观念的统一而困惑。如果此期顺利发展，个体可明确自我概念和自我发展方向，并为设定的目标努力，形成忠诚的品质；如果没有形成自我认同，就会导致角色混乱，缺乏生活与发展目标，可能出现堕落或反社会行为。

青年期（18～25岁）：此期发展的危机是亲密对孤独。此期主要是发展与他人的亲密关系，承担对他人的责任和义务，建立友谊、爱情和婚姻关系，从而建立亲密感。成年前期顺利发展的结果是有美满的感情生活，有亲密的人际关系，具有良好的协作精神，形成爱的品质；如果此期发展出现障碍会产生自我专注和性格孤僻。

成年期（25～65岁）：此期发展的危机是繁殖对停滞。此期主要的任务是养育下一代，获得成就感。个体关注的重点扩展为整个家庭、工作、社会以及养育下一代，热爱家庭，有创造性地努力工作，形成关心他人的品质；如果发展障碍，则可能出现发展停滞，表现为过多关心自己、不关心他人、自我放纵和缺乏责任感。

老年期（65岁以上）：此期发展的危机是自我完善对悲观失望。此期的发展任务是建立完善感。此期的老年人机体功能下降，容易出现失落、悲观、抑郁等情绪，如果能面对变化，调整生活和心态，进一步发挥潜能，以弥补缺憾，就会产生满足感和自我完善感，形成有智慧的品质；如果发展障碍，就会产生失落、挫折等消极心理。

（2）艾瑞克森的心理社会发展理论在护理中的应用

艾瑞克森的心理社会发展理论有助于护理人员了解人生命全过程的心理社会发展规律，

识别不同阶段所面临的发展危机及其发展的结果，更好地理解不同年龄阶段的人格和行为特点，从而采取不同的护理方式，帮助服务对象顺利解决各发展阶段的发展危机，促进人格的健康发展，预防人格发展障碍。

3. 皮亚杰的认知发展理论

皮亚杰（1896—1980）是瑞士杰出的心理学家，他通过对儿童长期的观察和研究，系统地提出了从婴儿期到青春期的认知发展规律，创立了著名的认知发展理论。

1）理论的内容

皮亚杰的认知发展就广义而言，包括个体的智力、感知觉、记忆、思维、推理和语言使用等能力的发展，狭义上指个体在成长过程中的智力发展。皮亚杰认为儿童的智力不是由教师和父母传授的，而是靠自身的活动主动发现的过程。儿童在周围环境中主动寻求刺激、主动发现的过程中，不断重新构建他们的知识，发展其智力。这种主动发现的过程是通过适应来完成的，包括同化和顺应两个基本的认知过程。当儿童面临一个新情境或困难情境时，企图用自己原有的认知结构来解决所遇到的新问题，这种认知历程称为同化。如果儿童原有的认知结构不能对新事物产生认知作用，就必须改变或扩大原有的认知结构，以适应新的情境，这种心理历程称为顺应。认知结构的扩大与改变，就是个体智能发展的过程。皮亚杰认为儿童的认知发展是有序的、连续的过程，具有严格的阶段性，因此认知发展理论又称为阶段理论。各个阶段之间相互关联、相互影响，每个阶段都是对前一个阶段的完善，并为后一个阶段打下基础。各个阶段的发展与年龄有一定关系，但由于受到其他因素的影响，每个人的发展又有一定的差异。现将四个阶段简述如下。

感觉运动期（0～2岁）：此期是思维的萌芽期，婴幼儿主要依靠感觉和动作，认识自己和周围事物，此期幼儿主要是形成自主协调运动，区分自我与周围环境，开始形成物体永恒观念。皮亚杰又将此期分为六个亚阶段，即运动反射期、初级循环反应期、二级循环反应期、二级图式协调期、三级循环反应期以及思维开始期。

前运算期（2～7岁）：此期出现象征及表象思维，儿童凭借语言、文字、图像等符号进行思维活动。喜欢模仿和玩耍象征性游戏。这个时期儿童的思维缺乏系统性和逻辑性，以自我为中心，认为所有的物体都是有生命和感觉的，观察事物只能集中于问题的一个方面且不能持久和分类。

具体运算期（7～11岁）：此期出现初步的逻辑思维能力，儿童已能够摆脱以自我为中心的思维方式，可以同时考虑问题的多个方面，学会从别人的观点看问题，修正自己的观点，理解事物的转化，具有时空概念。

形式运算期（11岁以上）：此期出现抽象的逻辑思维能力。此期的个体开始思考真理、公正、道德等抽象问题，可以理解自由、正义、博爱等抽象概念，不再依赖具体形象进行思维，能够进行抽象思维和假设推理。

2）皮亚杰的认知发展理论在护理中的应用

皮亚杰的认知发展理论可以帮助护理人员了解不同的发展阶段患病儿童的思维和行为方式，采取他们能够接受的语言、方法及沟通方式，使他们乐意配合各项护理操作的实施。如对于感觉运动期婴幼儿，可通过提供玩具、给予爱抚等方式进行沟通；对于前运算期的儿童可以通过游戏、图片、制定规则等方式促进合作；对于具体运算期的儿童，可以解释治疗护理的目的、过程，询问他们的感受；对于形式运算期的青少年，可以详细地讲解治疗护理的过程、后果，并让其主动参与，尊重其隐私。

四、压力与适应理论

人的一生会经历各种各样的压力，压力是一种跨越人格、文化、时间的全人类经验。压力会使人产生生理、心理、认知、行为等多方面的综合反应。面对突如其来的意外事件或长期处于压力状态，可导致人体内环境失衡或内外环境之间的关系被破坏，从而引起疾病的发生。因此护理人员应运用有关压力与适应的理论，观察和预测服务对象的压力，并运用各种措施帮助其避免和减轻压力，提高身心适应能力，从而协助服务对象维持身心平衡。

（一）压力与适应理论概述

1. 压力

压力，又称应激或紧张，来源于拉丁文"stringere"，即"紧紧地捆扎或用力地提取"的意思。对压力的概念在不同的时期和不同的学科有不同的理解。"压力理论之父"认为压力是机体在受到各种内外环境因素刺激时所做出的紧张性、非特异性反应。

2. 压力源

压力源又称应激源，是指任何能使个体产生压力反应的刺激因素。压力源存在于生活的各个方面，既可以来自身体的内部，也可以来自外部；既可以是躯体的，也可以是心理、社会的。生活中常见的压力源如下。

1）一般性压力源

生物性压力源：如各种细菌、病毒、寄生虫等。

物理性压力源：如温度、湿度、光、声、电、气体、放射线、外力等。

化学性压力源：如化学药物等。

2）生理病理性压力源

正常生理功能变化：如月经期、妊娠期、围绝经期等生理方面的变化。

病理性改变：如缺氧、脱水、电解质紊乱、疼痛或手术、外伤等。

3）心理社会性压力源

应激性生活事件：如亲人亡故、离婚、结婚、生育、毕业、下岗、失业、搬迁、旅行等。

日常生活和工作相关压力源：如考试、工作负荷重、人际关系不协调等。

灾难性社会事件：如火灾、地震、战争或社会动荡等。

3. 压力反应

压力反应是指压力源作用于机体时，机体所出现的一系列非特异性反应。在压力状态下，每个人的压力反应表现不一，大体上可以分为以下几类。

1）生理反应

如心率加快、血压升高、呼吸加快、血糖升高、肌张力增加、括约肌失去控制等。

2）心理反应

如焦虑、抑郁、依赖、自卑、恐惧、愤怒、悲伤、绝望等。

3）认知反应

轻度压力可使人的注意力集中、学习能力和解决问题的能力增强，但是持续的、强烈的压力可以降低个体的判断与决策能力。

4）行为反应

重复某些动作，如吸烟、来回踱步、语速增加或迟钝、难以用语言表达、频繁出错、行为紊乱或退化等。

4. 适应

适应是指生物体以各种方式调整自己，以维持内外环境平衡的过程。适应是生物体得以生存和发展的最基本特性，是区分生物体与非生物体的重要标志。适应是一个动态的过程，个体在遇到任何压力源时，都会试图去适应它，若适应成功，会使身心平衡得以维持或恢复；若适应不成功，就会导致患病，并需要进一步适应疾病。

（二）有关压力的学说及理论

塞里、拉扎勒斯与福尔克曼、霍姆斯与拉赫等人对压力都进行了广泛研究，并建立了重要的压力学说。塞里的压力与适应学说从基本的生理学观点说明压力，强调了人体神经内分泌系统与压力反应的关系；拉扎勒斯把研究重点放在了对压力的认知与评估上；霍姆斯的研究，专注于生活变化对健康与疾病的影响。

1. 塞里的压力与适应学说

塞里（1907—1982）是加拿大著名的内分泌生理学家，他于20世纪40～50年代对压力进行了广泛的研究，并于1950年出版了第一本专著《压力》，其压力理论对压力研究产生了重要影响，因此被称为"压力理论之父"。塞里认为压力是身体对任何需求做出的非特异性反应。所谓的非特异性反应，也就是整个机体无选择性地对任何作用于他的特殊因素所进行的适应。塞里认为压力的生理反应包括全身适应综合征（GAS）和局部适应综合征（LAS）。GAS是当机体处于压力源刺激时出现的非特异性、全身性反应，如全身不适、疲乏、疼痛、失眠、胃肠功能紊乱等，是机体面临长期不断的压力而产生的一些共同的症状和体征，是通过"下丘脑—垂体—肾上腺轴"产生的。LAS是指压力源作用于人体时，机体在出现全身反应的同时所出现的某一器官或区域内的反应，如局部的炎症、溃疡、功能障碍等。

GAS的反应过程分为三个阶段：警戒期、抵抗期和衰竭期。

1）警戒期

人体觉察到威胁，激活交感神经系统而引起的警戒反应。在生理方面主要通过内分泌作用使身体有足够的能量去抵御压力，如心率加快、血压上升、血糖升高、瞳孔扩大等，持续的时间从几分钟到数小时。在心理方面主要通过人的心智活动而增加认知的警戒性。如果防御有效，则机体会恢复正常活动。若压力源持续存在，在产生警戒反应之后，机体就转入第二反应阶段。

2）抵抗期

此期以副交感神经兴奋及人体对压力源的适应为特征。个体与压力源处于抗衡状态，若机体成功抵御了压力，内环境恢复稳定；若压力源强度过大，人体的抵抗能力无法克服，进入衰竭期。

3）衰竭期

压力源强烈或长期存在，或出现了新的压力源，使体内适应性资源被耗尽，个体已没有能量来抵御压力源，机体易出现各种身心疾病或严重功能障碍，最后全身衰竭而危及生命。

2. 拉扎勒斯与福尔克曼的压力与应对理论

拉扎勒斯（1922—2002）是美国著名心理学家，他和同事福尔克曼从 20 世纪 60 年代开始对压力进行心理认知方面的研究，提出了压力与应对理论。该理论认为，压力是人与环境相互作用的产物，当压力源超过自身的应对能力和应对资源时就会产生压力，因此压力是由于内外需求与机体应对资源的失衡而产生的。当压力源作用于机体后，是否产生压力，主要取决于两个重要的心理学过程，即认知评价和应对过程。

1）认知评价

是指个体觉察到情境对自身是否有影响的认知过程。认知评价包括三种方式：初级评价、次级评价及重新评价。

（1）初级评价。是指个体确认压力事件与自己是否有利害关系及与这种关系的程度。初级评价后所要回答的问题是"我是否遇到了麻烦"，初级评价的结果有三种：无关的、有益的、有压力的。当一个事件被评价为有压力时，分为三种情况，伤害或损失性、威胁性或挑战性。伤害或损失性评价的事件是对个体的身心健康或财产造成损害的事件，如亲人死亡、离婚、失业、患病等；威胁性评价的事件是某一事件所要求的能力超过自身的能力，对情感造成消极的影响，如一个销售员面对高额的销售任务，若未完成则开除的状况。挑战性评价的事件是使个体的情感充满兴奋和期待，同时也包含焦虑和不安的事件。

（2）次级评价。是对个体应对方式、应对能力及应对资源的评价。若初级评价认为刺激物对自身造成了压力就开始次级评价。评价后所要回答的问题是"在这种情况下我应该做什么"，次级评价后产生相应的情绪反应如焦虑、恐惧等，若相信自己能成功地应对压力，压力就会减轻。

（3）重新评价。是指个体对自己的情绪和行为反应的有效的和适宜性的评价，其实质是一种反馈行为。如果重新评价结果表明行为无效或不适宜，人们就会调整自己对刺激事件的次级评价及初级评价，并相应地调整自己的情绪和行为反应。

2）应对

应对是个体为满足机体的内外部需求所做的持续性的认知和行为方面的努力。应对方式包括采取积极行动、任其自然、回避、寻求信息及帮助、应用心理防御机制等。应对的功能为解决问题或缓解情绪。

3. 霍姆斯与拉赫的生活改变与疾病关系学说

1967 年，美国精神病学家霍姆斯与拉赫开始对压力进行定量研究，研究生活变化事件与疾病的关系。他们发现，机体在适应生活中的各种变化时需要生理和心理两方面的共同参与，而且需要消耗较多的能量以维持稳定状态。若个体在短期内经历较多的生活事件或剧烈的生活变化，就会因过度消耗而容易出现疾病。霍姆斯和拉赫通过对各种人群进行问卷调查，并经过反复的提炼、总结和验证，建立了社会再适应评分量表（SRRS），将人类的主要生活改变归纳为 43 项生活事件，并用生活变化单位（LCU）的大小来表示每一个生活事件对人们的影响程度。生活变化积分越高，近期内发生疾病的可能性越大。当个体遇到很多生活事件的时候，生活事件对个体的作用就会累加，所遭遇到的心理应激也相应增加，心理应激的增加则会影响到个体的生理反应和心理平衡。霍姆斯和拉赫根据数千个样本的测试分析发现：若受测者分值总和不足 150 分，其抵御应激的能力较强；分值总和在 150～300 分，其抵御应激的能力中等；分值总和在 300 分以上，其抵御应激的能力很弱，甚至到了危险的地步。另外还发现，分值在 300 分以上的人中，有一大半在测试后一年患病。

（三）对压力的适应

1. 适应的阶段

人类的适应可分为四个层次，分别是生理适应、心理适应、社会文化适应和技术适应，这四个层次互相联系、互相影响。

1）生理适应

生理适应是指压力源作用于机体时，机体产生的生理功能的调整。

代偿性适应：指当外界对机体的需求增加或改变时，机体将做出代偿性的生理变化。如一个长期从事脑力工作的人在进行跑步锻炼时，初期会感到心跳加快、呼吸加快、肌肉酸痛等不适现象，但坚持锻炼一段时间后，人体的肌肉、心、肺等逐渐适应运动的需要，就不再感到压力的存在。

感觉性适应：指人体对某种固定情况的连续刺激而引起的感觉强度的减弱。如持续嗅某种气味，感觉强度逐渐降低，最终就适应了这种气味。

2）心理适应

指人们感到有心理压力时，调整自己的态度去认识压力源，摆脱或消除压力，恢复心理平衡的过程。一般心理适应行为包括适应机制和防御机制。适应机制是一种在理性情况下采用减少或去除压力源的适应行为，如散步、找人倾诉、听音乐、看电影、睡觉等。心理防御机制是一种在潜意识活动中产生的解脱烦恼，减轻内心不安，用以恢复情绪平衡的适应性心理反应，常见的心理防御机制如下。

否认：指对自己无法接受的事实加以拒绝。如某一患者被告知患了癌症，第一反应可能是怀疑诊断错误。否认机制可缓解突如其来的压力对自身的伤害。

合理化：指从许多理由中，选择合乎自己需要的理由并特别加以强调，而忽略其他理由，以维护自尊或避免内疚。如"酸葡萄效应"和"甜柠檬心理"。

转移：指将情感或行为从一个对象转移到另一个较能接受的代替对象身上。如下属不敢对上司发脾气，而迁怒于家人。

补偿：指个人因身心某方面缺陷不能达到目标时，有意识或无意识地用正常或优势的方面弥补缺陷的方面。如一名双下肢残废的人，不仅上了大学，而且成绩优异，考上了研究生。

退化：指一个人的行为回到以前的发展状态。如儿童生病住院后会依赖性增强，已经学会的自理活动需要别人的帮助，就属于退化现象。

反向形成：指对一些不敢正视的动机或行为加以否认，而用相反的方法来表现。如患者害怕手术，但他却装出坦然的样子，并自我开导说："没什么大不了的。"

3）社会文化适应

包括社会适应和文化适应。社会适应是调整个人的行为，使之与社会不同的群体如家庭、专业集体、社会集团等的信念、习俗及规范等相适应。如新入院患者，必须熟悉并遵守医院的作息时间、陪护制度。文化适应是调整个人的行为使之与不同的文化观念、风俗习惯等相适应，如护理不同国籍、民族的患者时，应尊重其本国文化和民族习俗。

4）技术性适应

技术性适应是指人们在使用文化遗产的基础上创造新的科学工艺和技术，以改变周围环境，控制自然环境中的压力源。例如利用空调改变室内温度，但现代科学技术的发展也制造了一些新的压力源，如水、空气和噪声污染等。因此，技术性适应也包括人类对现代化的先进科学技术所造成的新的压力源的适应。

2. 适应的特性

所有的适应层次，无论是生理的、心理的、社会的、文化的或技术的，都有共同的特性。

（1）所有的适应过程都是为了维持个体的最佳身心状态，当个体遇到压力源的刺激时，会动员全身心的力量去适应。

（2）适应是一种主动的和动态的过程，是一种自我调节机制，当遇到水、火威胁时，人们会采取逃避或主动应战的方法去应对，以保护自身免受伤害。

（3）适应是有一定限度的，适应不能超过一个人的身体、社会心理及精神的稳定范围。一般来说，生理适应的范围较窄，如体温、血糖浓度等的正常范围都较局限，而心理适应范围相对较广，可使用的应对方法较多。

（4）适应与时间有关，在时间充分时，有利于调动更多的资源对抗压力源，可以更好地适应，如急性失血时，容易发生休克，而慢性失血使机体可以有一个适应过程，一般不发生休克。心理方面也是如此，如亲人突然死亡者，家属往往难以接受；若长期患病者死亡，家属已有思想准备，则在亲人死亡时比较容易接受现实。

（5）适应能力有个体差异，这与遗传素质、性格及个人的经历有关，比较灵活和有经验的人，能及时对压力做出反应，也会应用多种防御机制，容易适应环境而生存。

（6）适应性反应本身有时也具有压力性，如炎症反应所产生的红、肿、热、痛等生理变化，所产生的不舒适感对个体也是压力。再如应用抗生素能起到一定的治疗作用，它同时会产生一定的副作用，使之又成为压力源，这都要求个体进一步适应。

（四）压力与适应理论在护理工作中的应用

患者因为疾病面临更多的压力源，适应不良时会加重病情。护理人员应将压力与适应的理论知识应用于护理实践，提高患者的适应能力，缓解或消除压力对患者造成的危害，以恢复和维持其身心平衡。

1. 患者常见的压力源及护理

1）患者常见的压力源

环境陌生：患者对医院环境不熟悉，对作息制度不适应，对医院饮食不习惯，对医护人员不了解等。

疾病威胁：患者感到严重疾病对生命造成的威胁，担心手术可能致残或影响身体的功能等。

与外界隔离：患者因为住院与亲人、同事及工作环境隔离，与病友、医护之间缺乏沟通等。

缺少信息：患者对所患疾病的诊断、治疗及护理不清楚，对医护人员所说的医学术语不能理解，疑虑得不到满意的答复等。

丧失自尊：患者因疾病丧失自理能力，由他人帮助进食、如厕、穿衣、行走或必须卧床休息，不能按自己的意愿行事等。

不被重视：医护人员忽视了患者的需求，未能及时地协助患者获得基本需要等。

2）协助患者适应压力

协助患者适应医院环境：护理人员应为患者创造一个整洁、安静、舒适、安全的病房环境。对于新入院患者应主动热情地接待，介绍医院的环境、规章制度、主治医生等，促进同室病友彼此认识，消除患者由于陌生和孤独带来的心理压力。

满足患者的需要：患者因疾病造成自理能力下降，无法满足自身的需要时，护士应尊重患者，仔细观察、了解患者各个方面的需要，采取适当的护理措施满足患者的需要，协助患者保持清洁的外表，改善患者的自我形象，适当尊重患者原来的生活习惯，从而降低患者心理压力，消除患者不良情绪，使其更好地接受治疗及护理。

提供患者有关疾病的信息：护理人员应及时向患者提供有关疾病的诊断、治疗、护理、预后等方面的信息，减少患者由于信息缺乏而产生的恐惧和焦虑，增加患者的自控能力和心理安全感，使患者发挥自己的主观能动性，更好地配合治疗及护理。

协助患者适应其角色：护理人员对患者要表示接纳、尊重、关心和爱护，使其尽快适应患者角色。护理人员应主动了解不同病情、来自不同生活背景患者的生理、心理感受，并给予恰当的解释和安慰；鼓励患者主动参与治疗和护理计划；对恢复期患者，要避免患者角色强化，激发患者对生活和工作的兴趣，使其树立信心，早日重返社会。

协助患者建立良好的人际关系：护理人员应鼓励患者与医护人员、同室病友融洽相处，并调动患者的社会支持系统，允许家属、亲友探视，并动员其支持、鼓励患者，使患者感受到家属、亲友的关怀与爱护，促进其心理平衡。

2. 护理人员面临的工作压力与应对

护理人员在为患者提供专业照顾的同时，自身也会遇到各种压力源，它既会影响患者的康复和身心健康，同时也会影响护理人员的身心健康及护理工作质量。因此，在护理工作中，护理人员应灵活运用压力与适应理论知识，在做好患者压力管理的同时，也要做好自身的压力管理，以缓解或消除患者的压力及自己的工作压力，避免工作疲惫，不断提高护理服务质量。

1）护理工作中常见的压力源

超负荷的工作状态：由于人们对医疗卫生服务的需求日益增长，实施"以患者为中心"的护理模式要求为服务对象提供生理、心理、社会和文化的全面照顾，对护理工作提出了更高的要求，需要护理人员付出更多的脑力与体力。同时护理人员的编制普遍不足，频繁倒班易导致生物钟紊乱等因素，使护理人员的工作长期处于超负荷状态。

高风险的职业性质：护理工作直接面对服务对象，如果护理人员在工作中出现差错事故，如打错针、发错药等，将直接威胁服务对象的身心健康甚至生命，护理人员也因此承担相应的法律责任。同时医院工作环境的复杂性、医疗条件的局限性、病情的多变性、病种的多样性，以及随时可能受到细菌、病毒等有害微生物的侵害，使护理工作责任重、风险高。

复杂的人际关系：在医院复杂的环境中，护理人员要处理与医生、患者、其他护理人员等的关系。其中最重要的是护患关系，护理人员面对的是不同社会文化背景、身心需求各异、遭受病痛的患者，使护患沟通的复杂性及难度增加，若沟通不当，可能导致患者及家属的误解甚至护患冲突。同时也要处理好医护关系，避免产生矛盾和冲突。

2）护理工作压力的应对

要有效应对护理人员的工作压力，应从个人应对和医院管理部门的支持双方面考虑。只有这样才能有效地减轻护理人员的工作压力，预防和缓解护理人员的工作疲怠感。

争取各级管理部门的支持：医院领导应充分意识到护理人员的工作压力对护理工作的不利影响，采取相应措施减轻护理人员的工作压力。如增加护理人员编制数量、科学配备人力资源；加强新入职护理人员岗前培训及心理知识培训；改善工作环境、福利待遇；提供更多继续深造的机会等。

提高自身的应对能力：护理人员应树立客观的职业观，明确自身价值，用积极的方式认知压力，应认识到压力是无法避免的，只有提高身心承受能力，采取有效的应对方式，才能减轻压力反应，如采取放松技巧；进行有规律的运动；加强心理学理论、护理新理论、新技能的学习；增强沟通技巧，改善护患、医护关系；增强社会支持系统等。

第二章　外科护理

第一节　普通外科护理

一、甲状腺疾病

甲状腺分左右两叶，覆盖并附着于甲状软骨下方的器官两侧。中间以峡部相连，有内外两层被膜包裹。手术时分离甲状腺的操作即在此两层被膜之间进行。

甲状腺的血液供应非常丰富，主要来自甲状腺上、下动脉。甲状腺有 3 条主要静脉，即甲状腺上、中、下静脉。甲状腺的神经支配来自迷走神经，其中喉返神经穿行于甲状腺下动脉的分支之间，支配声带运动；喉上神经的内支（感觉支）分布于喉黏膜，外支（运动支）支配环甲肌，与甲状腺上动脉贴近走行，使声带紧张。

甲状腺有合成、贮存和分泌甲状腺激素的功能，其主要作用是加快全身细胞的利用氧的效能以加速蛋白质、糖类和脂肪的分解，通过全面增加人体的代谢热量的产生，来促进人体的生长发育。

（一）护理评估

1. 一般评估

评估患者的生命体征，有无家族史、既往史。

2. 专科评估

评估患者甲状腺肿物的生长速度、活动度及质地，有无压迫症状，患者是否有情绪急躁、易激惹、失眠、两手颤动、怕热、多汗，食欲亢进却体重减轻，腹泻、脉率增快、心悸、胸闷、月经失调等症状。

（二）护理措施

1. 术前护理

饮食护理：进食高热量、高蛋白、高维生素食物，禁止饮用对中枢神经有兴奋作用的浓茶、咖啡等刺激性饮料。

皮肤准备：男性患者刮胡须。

胃肠道准备：术前禁食 8 ～ 12 h，禁水 4 ～ 6 h。

体位准备：术前指导患者进行头颈过伸位的训练，用软枕垫高肩部以保持头低位，以适应术中体位。

心理护理：①讲解手术的必要性、手术的类型及麻醉方式。②加强与患者的沟通，了解患者的动态心理变化。多关心患者，耐心倾听患者的主诉，耐心解答患者的问题，建立良好的护患关系，消除患者的紧张情绪，打消患者的顾虑，调动社会支持系统，给予患者帮助和鼓励。③对于精神过度紧张或失眠者，遵医嘱适当应用镇静安眠类药物。

2. 术后护理

1）甲状腺瘤患者的术后护理

护士在重视术后患者主诉的同时，应密切观察患者的生命体征、呼吸、发音和吞咽状况，及早发现甲状腺术后的并发症，及时通知医生并配合抢救。呼吸困难和窒息的预防和急救措施具体如下。

体位：患者回病室后取平卧位，待血压平稳或全麻清醒后取去枕平卧位，以利于呼吸和引流。

引流：对手术野放置橡胶片引流管者，护士应告知患者一般引流会持续 24 ~ 48 h，引流的目的是便于观察切口内出血情况，及时引流切口内的积血，预防术后气管受压。

保持呼吸道通畅：避免引流管阻塞导致的颈部积血、积液、压迫气管而引起呼吸不畅，鼓励和协助患者进行深呼吸和有效咳嗽，必要时行雾化吸入，以利于痰液及时排出。

急救准备：常规在床旁准备气管切开包和手套，以备急用。

急救配合：对因血肿压迫所致呼吸困难或窒息者，须立即配合医生进行床边抢救，即剪开缝线，敞开伤口，迅速除去血肿，结扎出血的血管。若患者呼吸仍无改善，则需行气管切开、吸氧，待病情好转，再送手术室做进一步检查、止血和其他处理。对喉头水肿所致的呼吸困难或窒息者，应即刻遵医嘱应用大剂量激素，如地塞米松 30 mg 静脉滴注。若呼吸困难无好转，可行环甲膜穿刺或气管切开。

喉返神经和喉上神经损伤：鼓励术后患者练习发音，注意有无声调降低或声音嘶哑，以及早发现喉返神经损伤的征象，及早护理。喉上神经内支受损者，可能会因喉部黏膜感觉丧失出现反射性咳嗽消失，因此患者在进食尤其是饮水的时候易发生误吸和呛咳，故要加强对该类患者饮食过程中的观察和护理。

2）甲状腺危象患者的急救护理

甲状腺危象表现为术后 12 ~ 36 h 出现高热（体温＞39 ℃），脉快且弱（脉率＞120 次/min），烦躁、谵妄，甚至昏迷，常伴有恶心、呕吐。急救护理措施具体如下。

为患者进行物理或药物降温，必要时可用冬眠药，使其体温维持在 37 ℃左右。

为患者吸氧，持续低流量吸氧，减轻组织缺氧。

遵医嘱为患者静脉输入大量葡萄糖溶液，降低循环血液中甲状腺激素水平。

对于烦躁不安、谵妄者，应注意患者安全，适当防护，防止外伤。

遵医嘱用药，嘱患者口服复方碘化钾溶液 3 ~ 5 mL，紧急时用 10% 碘化钠溶液 5 ~ 10 mL 加入 10% 葡萄糖 500 mL 中静脉滴注，氢化可的松每日 200 ~ 400 mg 分次静脉滴注；对于应激患者，可予利舍平 1 ~ 2 mg 肌内注射或普萘洛尔 5 mg 加入 10% 葡萄糖 100 mL 中静脉滴注，以降低周围组织对儿茶酚胺的反应；镇静剂常用苯巴比妥钠 100 mg 或冬眠合剂Ⅱ号半量肌内注射，每 6 ~ 8 h 一次，有心力衰竭的患者可加用洋地黄制剂。

手足抽搐：补钙，指导患者口服补钙剂；症状较重且长期不能恢复者，可加服维生素 D，以促进钙在肠道内的吸收。抽搐发作时，应立即遵医嘱静脉注射 10% 葡萄糖酸钙或氯化钙 10 ~ 20 mL。

提供心理支持，减轻患者的恐惧和焦虑情绪，促进症状缓解。

3）甲状腺癌患者的术后并发症护理

出血：常于术后 48 h 内出现，表现为颈部迅速肿大、呼吸困难、烦躁不安，甚至出现窒息征象；伤口出现渗血或出血。

预防术后出血：为患者适当加压包扎伤口，予以半坐卧位，以减轻术后颈部切口张力。嘱患者避免大声说话和剧烈咳嗽，以免伤口裂开出血。术后 6 h 内进温凉流质、半流质饮食，避免进过热饮食，减少伤口部位充血，并观察患者吞咽过程中有无呛咳、说话声音有无嘶哑。

观察患者伤口渗血情况及颈部有无渗血，观察患者呼吸情况，有无呼吸困难。观察患者颈部情况，有无颈部肿大。床旁备气管切开包，如发生出血应立即剪开缝线，消除积血，必要时送往手术室止血。

观察患者伤口及引流管液的颜色、性状、量，并准确记录。

呼吸困难和窒息：患者常表现为颈部压迫感、紧缩感或梗阻感，还可以表现为进行性呼吸困难、呼吸费力、烦躁、发绀及气管内痰鸣音。

术后 24 ~ 48 h 严密观察患者病情变化，每小时监测生命体征并记录，观察伤口敷料及引流管引流液的情况，尤其注意颈部有无渗血。护士通过密切观察生命体征、呼吸、发音和吞咽状况，及早发现患者有无呼吸困难，及时通知医生并配合抢救。

保持患者呼吸道通畅，指导患者有效咳嗽、排痰，具体方法：先深吸一口气，然后用手按压伤口处，快速用力将痰咳出，避免剧烈咳嗽导致伤口裂开。痰液黏稠不易排出时可给予雾化吸入，协助患者翻身叩背。发现患者颈部紧缩感和压迫感、呼吸困难、烦躁不安、心动加速、发绀时，应立即检查伤口，并及时通知医生。如果是出血引起，应立即就地松开敷料，剪开缝线，敞开切口，迅速除去血肿。如果血肿清除后患者呼吸无改善，则应立即实施气管切开，并予以吸氧，待患者情况好转后，再送手术室进一步检查、止血和行其他处理。

术前常规在床旁准备气管切开包和抢救药品。

术后患者如近期出现呼吸困难，宜先试行插管，插管失败后再做气管切开。

喉返神经损伤可分为暂时性损伤和永久性损伤两种。应评估患者有无声音嘶哑、失声，如果此类症状出现，注意给予安慰和解释，减轻其恐惧和焦虑，使其积极配合治疗。

喉上神经损伤可引起环甲肌瘫痪，使声带松弛，患者表现为发音改变，常感到发音弱、音调低、无力、缺乏共振，最大音量降低，尤其是喝水时出现呛咳。

甲状旁腺功能减退的患者可出现低血钙，表现为面部、口唇周围及手、足针刺样感及麻木感或强直感，还可以表现为畏光、复视、焦虑、烦躁不安。严重者会出现手足抽搐。患者抽搐发作时，注意患者安全，医护人员不要用手强力按压患者制止抽搐发作，避免患者受伤。

限制含磷较高的食物摄入，如牛奶、瘦肉、蛋类和鱼类等。症状轻者可口服葡萄糖酸钙 2 ~ 4 g，每日 3 次。

（三）健康教育

在甲状腺疾病流行的地区推广加碘盐，告知患者碘是甲状腺素合成的必需成分，鼓励进食海带、紫菜等含碘丰富的海产品。

用药教育。告知患者甲状腺功能亢进术后继续服药的重要性并督促执行，保证剂量准确。

嘱患者若出现心悸、手足震颤、抽搐等情况应及时就诊。

嘱患者伤口拆线后应适当进行颈部活动，防止瘢痕挛缩。

多数甲状腺全切除患者需终生服用甲状腺制剂以满足机体对甲状腺素的需要，嘱患者不能随意自行停药或变更剂量。

嘱患者保持心情舒畅，建立合理的生活作息制度，保持充足的睡眠时间，做到劳逸结合及合理搭配饮食。

嘱咐患者定期门诊复查。

二、肠梗阻

任何原因引起的肠内容物通过障碍统称肠梗阻。它是常见的外科急腹症之一。有时急性肠梗阻诊断困难，病情发展快，易致患者死亡。目前肠梗阻的死亡率一般为 5% ~ 10%，有绞窄性肠梗阻者的死亡率为 10% ~ 20%。水、电解质与酸碱平衡失调，以及患者年龄大、合并心肺功能不全等常为肠梗阻患者的死亡原因。

（一）护理措施

1. 术前护理

饮食：肠梗阻患者应禁食，梗阻缓解时可进流质食物，忌食产气的甜食和牛奶等食物。

胃肠减压：胃肠减压期间应观察和记录引流液的颜色、性状和量，若发现有血性液，应考虑有绞窄性肠梗阻的可能。

体位：生命体征稳定者可取半坐卧位，可使膈肌下降，减轻腹胀对呼吸系统的影响。

呕吐的护理：呕吐时嘱患者坐起或头偏向一侧，及时清除口腔内呕吐物，保持口腔清洁，观察并记录呕吐物的颜色、性状和量。

维持体液平衡：记录出入液量和合理输液。

防治感染和脓毒症：遵医嘱正确、按时应用抗生素。

严密观察病情：定时测量患者体温、心率、呼吸、血压，观察患者腹痛、腹胀、呕吐及其他腹部体征情况。

2. 术后护理

观察病情：观察患者的生命体征、腹部症状和体征的变化。

体位：血压平稳后给予半坐卧位。

饮食：禁食期间给予补液，待肠蠕动恢复并有肛门排气后开始进食少量流质食物，进食后若无不适，可逐步过渡至半流质饮食。

胃肠减压和腹腔引流管的护理：妥善固定引流管，保持引流通畅，观察引流液的颜色、性状及量。

活动：病情允许时，鼓励患者早期下床活动，促进肠蠕动恢复，防止肠粘连。

（二）护理问题

1. 疼痛

与肠梗阻疾病本身及手术切口有关。

2. 有体液不足的危险

与呕吐、禁食、胃肠减压等有关。

3. 知识缺乏

缺乏相关疾病知识。

4. 潜在并发症

肠坏死、腹腔感染、休克等。

（三）健康教育

告知患者注意饮食卫生，避免暴饮暴食。

三、胆石症

胆石症主要见于成人，女性多于男性，40岁后发病率随年龄增长而增高。胆结石主要为胆固醇结石或胆色素结石。

（一）护理措施

1. 术前护理

饮食指导：嘱患者选用低脂肪、高蛋白、高糖饮食。因为高脂肪饮食可促进胆囊收缩排出胆汁，会加剧疼痛。

术前用药：严重的胆石症发作引起疼痛时，可遵医嘱为患者使用镇痛剂和解痉剂，但应避免使用吗啡，因为吗啡有收缩胆总管的作用，会加重病情。

病情观察：对于胆石症急性发作患者，应注意观察其体温、脉搏、呼吸、血压、尿量及腹痛的情况，及时发现有无感染性休克征兆。注意患者皮肤有无黄染及粪便颜色变化，以确定有无胆道梗阻。

2. 术后护理

症状观察及护理：定时观察患者生命体征的变化，注意有无血压下降、体温升高及尿量减少等全身中毒症状，及时补充液体，保持出入量平衡。

"T"形管护理：胆总管切开放置"T"形管的目的是引流胆汁，为胆管减压。第一，妥善固定，防扭曲，防脱落。第二，保持"T"形管无菌。每日更换引流袋，下地活动时应将引流袋置于胆囊水平以下，避免胆汁回流。第三，观察并记录每日胆汁引流量、颜色及性状，防止胆汁淤积引起感染。第四，拔管。如果"T"形管引流通畅，胆汁色淡黄、清亮、无沉渣且无腹痛、无发热等症状，术后14 d可夹闭管道。开始每天夹管2~3 h，如无不适可逐渐延长时间，直至全日夹管。在此过程中要观察患者的情况，有无体温增高、腹痛、恶心、呕吐及黄疸等表现。经"T"形管造影后如显示胆道通畅，则于造影后再引流2~3 d，以及时排出造影剂。经观察无特殊反应后，可拔除"T"形管。

（二）护理问题

1. 疼痛

与手术伤口有关。

2. 生活自理能力缺陷

与术后放置引流管有关。

3. 知识缺乏

缺乏术后饮食保健知识。

（三）健康教育

嘱患者饮食宜清淡、高维生素、低脂，烹调方式以蒸煮为宜，少吃油炸类的食物。

嘱患者适当进行体育锻炼，提高机体抵抗力。

四、腹外疝

腹外疝是腹部外科最常见的疾病之一，其中以腹股沟疝发生率最高，占 90% 以上，股疝次之，占 5% 左右。较常见的腹外疝还有切口疝、脐疝、白线疝和造口旁疝等。此外，尚有腰疝等罕见疝。

（一）护理措施

1. 术前护理

了解并观察患者有无咳嗽、腹胀、便秘及排尿困难等可能引起腹压增高的症状，指导患者积极接受治疗。吸烟者应在术前两周戒烟，注意保暖，预防受凉感冒，多饮水，多吃蔬菜等粗纤维食物，保持大便通畅。

手术前应为患者放置导尿管或嘱患者排尿，避免术中损伤膀胱。

术前指导患者进行床上排尿训练，避免患者术后出现尿潴留。

2. 术后护理

体位：术后应平卧，双腿屈曲，膝下垫枕，使腹部松弛，减少切口的张力。1 ~ 2 d 可抬高床头 15° ~ 30°。

活动：术后不宜过早下床活动，一般应卧床 3 ~ 5 d，老年患者、巨大疝及复发疝患者应适当延长卧床时间。采用无张力修补术的患者可早期离床活动。

饮食：手术中操作未触及肠管者，患者于术后 6 ~ 12 h 若无恶心、呕吐，可进流食，次日进软食或普食。如涉及肠管，应在恢复肠蠕动（肛门排气）后进流食。逐渐过渡为半流食、普食，应食用易消化、少渣、高营养的食物，避免引起腹胀及便秘。

预防血肿：术后一般在伤口处压 1 kg 的沙袋 24 h 左右，减少伤口出血。腹股沟疝修补术后的患者，可用绷带托起阴囊 2 ~ 3 d，以防止或减轻伤口渗出液流入阴囊而引起肿胀。

减少增加腹内压的因素：指导患者多做床上活动，预防肺部并发症。在咳嗽、打喷嚏时，要按压伤口，必要时给患者服用镇静剂；保持大便通畅。便秘时，不要骤然用力，可遵医嘱使用润肠剂或缓泻剂。

病情观察：腹股沟疝手术有可能损伤患者膀胱而造成术后血尿。发现患者尿色有改变时，应及时留取尿标本送检并通知医生。

（二）健康教育

患者出院后应逐渐增加活动量，术后 3 个月患者不要从事重体力劳动或提举重物；预防感冒及便秘；适当锻炼身体，增强腹部肌肉功能，预防复发。

五、肝肿瘤

肝肿瘤是指发生在肝脏部位的肿瘤病变。肝脏是肿瘤好发部位之一，良性肿瘤较少见，恶性肿瘤中转移性肿瘤较多。原发性肿瘤可发生于肝细胞索、胆管上皮、血管或其他中胚层组织，转移性肿瘤多数为转移性癌，少数为转移性肉瘤。

（一）护理措施

1. 术前护理

饮食指导：嘱患者选用低脂肪、高蛋白、富含维生素、易消化的食物。

术前用药：遵医嘱应用保肝药物、抗生素及止血药物。

嘱患者在床上练习解大小便及掌握正确的咳嗽排痰方法。

做好术前指导、心理护理及肠道准备。

2. 术后护理

全麻术后护理：常规取平卧位、吸氧、观察神志及麻醉后清醒状况，密切观察患者呼吸频率、节律、深浅、氧饱和度、掌握呼吸机性能。

生命体征监测：密切观察呼吸、脉搏、血压以及中心静脉压（CVP）、肺动脉压（PAWP）等血流动力学指标。

各种管道护理：妥善固定，保持引流管通畅，防止扭曲、受压，引流袋应每日更换，防止感染，注意观察并每小时记录引流液的性状、量、颜色。

观察伤口渗液情况：渗液多时应报告医生，及时更换敷料，并做好记录。

体位：患者麻醉清醒后可适当抬高床头，术后 24 h 内应卧床休息，避免剧烈咳嗽。术后 1 周内上身抬高不应超过 45°，2 周后，允许下床活动。卧床期间应每 2 h 翻身 1 次，防止压力性损伤发生，每日进行 2 次下肢的被动活动或按摩，避免静脉血栓形成。

饮食与营养：术后禁食，胃肠减压，待肠蠕动恢复后逐步给予流质、半流质饮食，直至过渡到正常饮食。患者术后肝功能受影响，易发生低血糖，禁食期间应从静脉输入葡萄糖液，并可加入适量胰岛素，以及 B 族维生素、维生素 C 和保肝药物，术后 2 周内应适量补充清蛋白和血浆，以提高机体抵抗力。

疼痛护理：嘱患者保持舒适卧位，床单潮湿后应及时更换，咳嗽时用手护住伤口处，减少外界因素引起的不适，必要时给予止痛泵或肋间神经封闭止痛，观察镇痛药的药效及副作用。

黄疸的观察：应认真准确记录患者黄疸的程度及变化情况。

出血倾向的观察：注意皮肤有无出血点、出血斑，各种注射后应加强注射部位的按压，防止出血，避免深部肌内注射。

意识状况观察：注意有无肝性昏迷征象。

并发症防治：观察患者是否有胃、胆、胰、脾等动脉栓塞而引起上消化道出血及胆囊坏死穿孔等并发症。

拔管护理：拔管后应局部加压 15 min，嘱患者卧床 24 h，以防腹内压增高而导致出血。

（二）护理问题

1. 焦虑

与手术有关。

2. 知识缺乏

缺乏手术相关知识。

3. 有感染的危险

与腹部伤口、留置尿管有关。

4. 有体液不足的危险

与手术、禁食、持续胃肠减压、丢失大量体液有关。

5. 潜在并发症

出血、感染、肝性脑病等。

六、急腹症

急腹症是指腹腔内、盆腔和腹膜后组织和脏器发生了急剧的病理变化，从而出现以腹部反应为主的症状和体征，同时伴有全身反应的临床综合征。常见的急腹症包括：急性穿孔、急性胆道感染、腹部外伤、泌尿系结石及异位妊娠子宫破裂等。

（一）一般护理

1. 心理护理

外科急腹症往往发病突然，腹痛较剧烈，且病情发展快，患者常因缺乏思想准备，担心不能得到及时治疗或预后不良，表现出急躁和焦虑情绪。对此类患者，护士应主动热情迎诊，予以关心，向患者解释腹痛的原因，以稳定患者情绪。

2. 禁食和胃肠减压

禁食和胃肠减压可减少胃肠液积聚，减少消化液自穿孔部位漏出，减轻腹胀，改善胃肠道血供，有利于胃蠕动的恢复，亦有利于麻醉和手术的安全。

3. 维持水、电解质和酸碱平衡

迅速为患者建立静脉通路，遵医嘱合理安排输液顺序。

4. 吸氧、解热、镇痛

对有休克或有急性呼吸窘迫综合征（ARDS）倾向的患者须予以吸氧；对已明确诊断的患者，应用镇痛药缓解疼痛，伴有高热的患者，可用药物或物理方法降温，以减少患者的不适。

5. 加强病情观察并做好记录

密切观察患者的体温、心率、呼吸、血压及腹部体征的变化。

6. 体位

盆腔腹膜吸收毒素的能力相对较弱，嘱患者取半坐卧位可使腹腔内炎性渗液、血液或漏出物积聚并局限于盆腔，减轻全身中毒症状，并有利于积液或脓液的引流。危重、休克患者应取头低足高位。

7. 营养支持

对诊断明确、拟行非手术治疗的患者，若病情许可，可给予易消化的清淡饮食；随着患者病情好转，可为其逐步恢复正常饮食。拟手术治疗或禁食、胃肠减压，估计7d以上不能恢复正常饮食的患者，尤其是一些年老、体弱、低蛋白血症和手术后可能发生并发症的高危患者，应积极提供肠外营养支持。

（二）健康教育

指导患者养成健康的生活习惯，避免暴饮暴食，注意饮食卫生。

指导患者合理安排休息活动，保持精神愉快，促进身体康复。

指导患者及家属学会疾病的基本保健知识，预防并发症的发生，如有不适应及时就医。

七、急性胰腺炎

急性胰腺炎是多种病因导致胰酶在胰腺内被激活后引起胰腺组织自身消化、水肿、出血甚至坏死的炎症反应。临床上以急性上腹痛、恶心、呕吐、发热和血胰酶增高等为特点。病变程度轻重不等，轻者以胰腺水肿为主，临床多见，病情常呈自限性，预后良好，又称为轻症急性胰腺炎。少数重者的胰腺出血坏死，常继发感染、腹膜炎和休克等，病死率高，称为重症急性胰腺炎。从病理层面，常把急性胰腺炎分为水肿型和出血坏死型两种。

（一）评估要点

1. 原因与诱因

梗阻因素：胆总管下端结石嵌顿、胆道蛔虫病。

酒精中毒：酒精引起奥迪括约肌痉挛。

饮食因素：暴饮、暴食刺激胰腺大量分泌胰液。

其他：感染、外伤和手术损伤。

2. 症状和体征

急性胰腺炎患者常表现为全上腹持续剧烈疼痛伴有阵发性加重，并有恶心、呕吐、发热、腹胀、黄疸、休克及皮下淤血、淤斑等表现。

（二）护理措施

监测患者生命体征及血淀粉酶、血常规、血液电解质，观察有无全身并发症。

患者疼痛时可遵医嘱给予患者镇痛解痉剂并指导患者取前倾位。

减少胰腺分泌：①禁食、禁水，因食物能促使胃及十二指肠蠕动，刺激胰腺外分泌。②胃肠减压，减少因胃酸进入小肠内对胰腺外分泌的刺激。③遵医嘱应用抑制胃酸分泌的药物。④控制感染，加强口腔护理，必要时遵医嘱应用抗生素。

预防中毒性休克：密切监测患者生命体征的同时，及时发现病情变化，迅速补液，补充电解质，纠正酸碱平衡，纠正低血容量性休克。

并发症的护理：术后可能出现的并发症有出血、感染、胰瘘等，应对症处理。

（三）护理问题

1. 疼痛

与胰腺炎有关。

2.潜在并发症

出血：与胰液刺激、腐蚀周围血管有关。

感染：与急性腹膜炎有关。

3.有体液不足的危险

与炎性产生、出血、呕吐、禁食等有关。

4.知识缺乏

缺乏相关疾病防治及康复的知识。

（四）健康教育

向患者及家属讲解合理饮食的重要性，忌油腻，避免暴饮暴食。

向患者及家属讲解并发症有关知识。糖尿病患者应遵医嘱口服降糖药或注射胰岛素。

定期随访。

八、阑尾炎

阑尾炎是因多种因素而形成的炎性改变，为外科常见病，以青年最为多见，男性多于女性。临床上急性阑尾炎较为常见，各年龄段的人及妊娠期妇女均可发病。慢性阑尾炎较为少见。

（一）护理措施

1.术前护理

心理护理：了解患者及其家属的心理反应，做好解释和安慰工作，稳定患者的情绪，向患者及其家属介绍有关急性阑尾炎的知识，使之积极配合治疗和护理。

加强病情的观察：定时测量体温、心率、呼吸和血压；加强巡视，观察患者的腹部症状和体征，尤其注意腹痛的变化；禁用镇静镇痛药，以免掩盖病情。

避免增加肠内压力的因素：观察期间，患者禁食，遵医嘱应用抗生素；禁服泻药及灌肠，以免肠蠕动加快，增高肠内压力，导致阑尾穿孔或炎症扩散。

2.术后护理

密切监测生命体征及病情变化：定时测量体温、心率、呼吸、血压；注意倾听患者主诉，观察患者腹部体征的变化。

体位：患者全身麻醉术后清醒或硬膜外麻醉平卧6 h后，血压、脉搏平稳者，改为半坐卧位，以减少腹壁张力，减轻切口疼痛，有利于呼吸和引流。

切口和引流管的护理：保持切口敷料清洁、干燥；保持引流管通畅，观察引流液的颜色、性状及量。

饮食：嘱患者术后禁食，经静脉补液，待肠蠕动恢复，肛门排气后，逐步恢复正常饮食。

抗生素的应用：术后遵医嘱应用抗生素，控制感染，防止并发症发生。

活动：鼓励患者术后在床上翻身，活动肢体，待麻醉反应消失后即下床活动，以促进肠蠕动恢复，减少肠粘连的发生。

（二）健康教育

指导患者养成健康的生活习惯，避免暴饮暴食，注意饮食卫生。

指导患者合理安排休息、活动，保持精神愉快，促进身体康复。

指导患者及家属学会疾病的基本保健知识，预防并发症的发生，如有不适应及时就医。

九、门静脉高压

门静脉高压是一组由门静脉压力持久增高引起的综合征。大多数由肝硬化引起，少数继发于门静脉主干或肝静脉梗阻以及原因不明的其他因素。当门静脉血不能顺利通过肝脏回流入下腔静脉时就会出现门静脉压力增高。表现为门—体静脉间交通支开放，大量门静脉血在未进入肝脏前就直接经交通支进入体循环，从而出现腹壁和食管静脉扩张、脾脏肿大和脾功能亢进、肝功能失代偿和腹水等。最为严重的是食管和胃连接处的静脉扩张，一旦破裂就会引起严重的急性上消化道出血，危及生命。

（一）护理措施

1. 术前护理

饮食：帮助并指导患者进食高热量、低蛋白质、多维生素的少渣食物，这有助于减少氨的吸收及对肝功能的损伤；避免进食粗硬、油炸及有刺激性的食物，防止损伤食管–胃底静脉曲张而引起大出血。禁烟、酒，少喝咖啡和浓茶。

避免引起腹压升高的因素：避免剧烈咳嗽、打喷嚏、用力排便等行为，以免引起腹压升高而诱发曲张静脉破裂出血。

肠道准备：碱性溶液可促进氨的吸收，加重病情，故肠道准备时禁用肥皂水灌肠，可口服 50% 的硫酸镁或使用生理盐水灌肠清洁肠道。术前放置胃管要轻柔，宜选用细管，多涂润滑油，以免引起出血。

对于有严重腹水的患者，在使用利尿剂的同时，应密切监测水、电解质情况及 24 h 尿量。加强营养，纠正贫血，改善凝血功能，保护肝脏。

2. 术后护理

病情观察：密切观察患者神志、血压、脉搏变化，以及胃肠减压引流和腹腔引流液的性状、颜色与量，若引流出新鲜血液量较多，应考虑是否发生了内出血。

卧位与活动：分流术后 48 h 内患者取平卧位或 15° 低坡卧位，2 ~ 3 d 改半坐卧位，避免过多活动，翻身时动作应轻柔，手术后不宜过早下床活动，一般需要卧床 1 周，以防止血管吻合口破裂出血。

饮食：指导患者从流质饮食开始逐步过渡到正常饮食，保证热量供给，分流术后的患者应限制蛋白质和肉类摄入，忌食粗糙和过热食物，禁烟、酒。

正确记录出入量，注意水、电解质平衡：对使用利尿剂的患者，应监测血钾及血钠，防止发生低钾血症或低钠血症。观察患者的尿量，以了解患者的肾功能情况，防止肝肾综合征。

并发症的观察及护理：①出血。门静脉高压患者肝功能存在障碍，凝血功能差。要密切观察患者的生命体征、尿量及腹腔引流量，观察有无出血倾向。②血栓。观察患者有无急性腹痛、腹胀及腹膜刺激征，及时发现有无肠系膜血管栓塞或血栓形成。③肝性昏迷。门静脉高压分流术致使大部分门静脉血流转流至腔静脉，来自肠道血液的代谢产物不经过肝脏解毒直接进入体循环，引起肝性昏迷。因此，术后要观察患者意识情况，少用或不用吗啡类药物，慎用安眠药，监测体温变化，及时遵医嘱给予抗生素，预防感染，减少诱发肝性昏迷的因素。

（二）健康教育

指导患者牢记饮食原则，宜进食新鲜、易消化、多维生素的食物，适量食用蛋白质及脂肪类食物，禁烟、酒，忌过饱。

指导患者继续保肝治疗，不要服用对肝脏有毒害作用的药物。

指导患者生活规律，劳逸结合，自我监测有无出血现象，发现异常应及时就诊。

十、结肠癌、直肠癌

结肠癌、直肠癌的病因尚不明确，可能与肠内息肉、炎症刺激、饮食习惯及遗传因素等有关。主要临床表现为便血、排便习惯改变、腹痛、腹胀及粪便变形变细，晚期可出现贫血及消瘦等症状。如癌肿侵犯膀胱，可有排尿不畅等表现；如患者存在肝转移，则可能有肝大、腹水及黄疸等症状。

（一）评估要点

1. 病因

结肠癌、直肠癌的病因尚不完全清楚，一般认为与高脂肪和低纤维素饮食、家族性腺瘤性息肉、慢性溃疡性结肠炎等因素有关。

2. 症状及体征

结肠癌：患者出现排便习惯与粪便性状改变，腹部持续性隐痛，腹部有结节状肿块。晚期出现肠梗阻症状，患者可出现贫血、低热等体征。

直肠癌：患者早期无明显症状，当癌肿发展为溃疡或感染时，才出现症状。可有排便不适、不尽感，有脓血便、腹胀且阵发性腹痛、肠鸣音亢进、排便困难。

（二）护理措施

1. 术前护理

心理护理：大多数直肠癌根治术患者腹部带有永久性人工肛门，患者对此顾虑重重，情绪低落。应给予健康指导，消除其思想顾虑，减轻心理负担，树立信心，配合治疗。

加强营养：术前应多给予高蛋白、高热量、丰富维生素、易消化的少渣饮食，必要时，少量多次输血，以纠正贫血和低蛋白血症。

肠道准备：充分的肠道准备非常重要，可以增加手术成功率和安全度。

具体步骤为：①术前 3 d 遵医嘱服用肠道准备药物——抗生素和泻药，年老体弱者可服用液状石蜡 50 mL，每天 2 次，以抑制肠道细菌、预防术后感染和有效地清洁肠道。②术前 1 d 禁食，遵医嘱补液，根据患者情况进行肠道准备，如无梗阻可行全消化道灌洗。如有梗阻应行清洁灌肠。注意肠道准备过程中患者的情况，防止患者虚脱。

手术日晨留置胃管和尿管。

2. 术后护理

密切观察病情变化：直肠癌根治术创面较大，出血较多，要注意伤口渗液及引流情况，必要时给予心电监测，及时发现出血征象。

体位：病情稳定者，可改半坐卧位，以利腹腔引流。

饮食：禁食，胃肠减压期间由静脉补充水和电解质。经 2 ~ 3 d 肛门排气或结肠造口开放后即可拔除胃肠减压管，进流质饮食；若无副作用，改为半流质饮食。术后 1 周可少渣饮食，2 周左右可进普食，应给予高热量、高蛋白、丰富维生素、少渣的食物。

腹腔引流管的护理：保持骶前引流管通畅，观察记录引流液的颜色、性状及量。

预防伤口感染：保持床单清洁，如有污染，及时更换。结肠造瘘口与伤口之间，用塑料薄膜妥善隔开，肛门部切口可用稀释络合碘或高锰酸钾溶液（1 ： 5 000）坐浴。

结肠造瘘护理：结肠造瘘开放后，要指导患者学会自我护理。第一，皮肤护理。每日用清水洗净造瘘口周围皮肤 2 次，涂抹氧化锌软膏、皮肤保护粉或皮肤保护膜，防止皮肤红肿、破溃，保持皮肤的完整性。第二，造口袋的使用。要掌握正确的换袋技术，准备几个交替使用（有条件可使用一次性假肛袋），要注意及时清理，避免感染。第三，掌握适当的活动强度，避免增加腹压，引起肠黏膜脱出。第四，症状观察。结肠造瘘常见的并发症有瘘口狭窄、造瘘肠端坏死、瘘口肠管回缩及瘘口水肿，要注意观察粪便量及形态、瘘口形态及变化，发现异常及时处理。

导尿管护理：为防止术中输尿管及膀胱损伤，防止直肠切除术后膀胱后倾所致的尿潴留，术前可留置导尿管，做好管道护理，每日消毒尿道口，保持会阴部清洁。拔管前应先夹闭尿管，定时开放，训练膀胱张力，膀胱功能恢复后方可拔管。

（三）健康教育

指导患者出院后规律进食，应选用易消化的少渣食物，避免过稀和粗纤维较多的食物。以豆制品、蛋类、鱼类为好。可食用菜汤和果汁，因水果和蔬菜易使粪便变稀及次数增多。

指导患者锻炼每日定时排便，逐渐养成有规律的排便习惯。

指导患者学会自我监测，发现人工肛门狭窄或排便困难，应及时就诊。

解除患者焦虑，讲解疾病特点及如何自行护理人工肛门。

指导患者合理膳食，并讲解化学治疗、放射线治疗有关事项。

十一、胃癌

胃癌在我国各种恶性肿瘤中居首位，胃癌发病有明显的地域性差别，我国西北与东部沿海地区的胃癌发病率明显比南方地区高。好发年龄在 50 岁以上，男女发病率之比为 2 ： 1，胃癌的预后与胃癌的病理分期、部位、组织类型、生物学行为以及治疗措施等有关。

（一）护理措施

1. 术前护理

心理护理：向患者耐心解释胃癌手术的必要性。安慰和鼓励患者。用实例说明手术的效果，解除患者的顾虑，消除其悲观情绪，增强患者对治疗的信心，使其积极配合治疗和护理。

改善营养状况：因患者进食后常有胃部饱胀感及疼痛，患者常食欲缺乏，进食量过少。应协助不能自理的患者进食，给予饮食指导。宜进低脂、高蛋白、新鲜易消化的食物，少食多餐。如患者进食量过少，可给予静脉输液或肠内营养。

洗胃：幽门梗阻患者术前 3 d 用生理盐水洗胃，以减轻胃壁水肿。

用药：遵医嘱按时应用减少胃酸分泌、解痉及抗酸的药物，观察药物疗效。

其他：术晨放置胃管，防止患者在麻醉及手术过程中发生呕吐，便于术中操作，减少手术时腹腔污染。术前 1 d 准备同一般外科护理常规。

2. 术后护理

病情观察：观察患者的脉搏、呼吸、神志、肤色、尿量、切口渗液和引流液等情况。

体位：术后麻醉清醒前取去枕平卧位，麻醉清醒且血压平稳后可取半卧位，以减轻腹部切口张力，减轻疼痛，以利于呼吸和循环。

胃管的护理：胃管要固定牢固，严防脱出。保持胃管通畅，每日用生理盐水冲洗胃管 4 次，每次不超过 10 mL，冲洗胃管时动作要轻，胃管不通时及时通知医生。要注意观察胃液的颜色、性状和量。并准确记录 24 h 胃液的量。术后 3～4 d，胃肠引流液量减少，肠蠕动恢复后即可拔除胃管。

并发症的观察：①出血。胃大部分切除术后，24 h 胃液量一般不超过 300 mL，呈咖啡色或暗红色。如术后短期内从胃管不断引流出血性液体，颜色呈鲜红色，应考虑出血，应通知医生并立即建立两条静脉通路，给予心电监测、配血。②梗阻。患者进食后腹胀、恶心、呕吐，24 h 内无排气，提示患者有肠梗阻，应立即嘱患者禁食并通知医生。③倾倒综合征。患者于进食时或进食后 5～30 min 出现上腹饱胀、心悸、出汗、头晕、恶心、呕吐等症状，可持续 15～30 min，平卧 15～30 min，症状可逐渐减轻或消失。这是由于吻合口过大，食物排空过快，高渗食物进入空肠，吸入大量细胞外液和刺激腹腔神经丛所致，应嘱患者少食多餐，饭后平卧 30 min，饮食以高蛋白和低碳水化合物为主，不吃过甜、过咸或过浓的流质饮食，多数可在半年到 1 年自行减轻或消失。

饮食护理：术后待肛门排气后拔除胃管，拔管当天可饮少量水或米汤，每次 1～2 汤匙，1～2 d 1 次；若无不适，第 2 d 给半量流质饮食，每次 50～80 mL，2 d 1 次；第 3 d 给全量流质饮食，每次 100～150 mL；第 4 d 可进半流质饮食，第 10～14 d 可进软食。术后 1 个月内应少食多餐，禁食酸辣和粗纤维食物。

活动：鼓励患者术后早期活动。早期活动可促进肠蠕动，预防肠粘连，促进呼吸和血液循环，减少并发症。

镇痛：术后患者有不同程度的疼痛，遵医嘱适当应用镇痛药物。

输液：应用抗生素，禁食期间应静脉补充液体，提供患者所需电解质和营养素，并遵医嘱应用抗生素预防感染。

（二）护理问题

1. 疼痛

与术后伤口有关。

2. 恐惧、焦虑

与对疾病缺乏了解，担忧癌症预后有关。

3. 生活自理能力缺陷

与术后留置引流管有关。

4. 活动无耐力

与术后长时间卧床、禁食有关。

5. 潜在并发症

出血、梗阻、倾倒综合征等。

6. 知识缺乏

缺乏有关术后饮食的知识。

十二、胰腺癌

胰腺癌是一种恶性程度很高，诊断和治疗都很困难的消化道恶性肿瘤，约 90% 为起源于腺管上皮的导管细胞腺癌。其发病率和死亡率近年来明显上升，是预后最差的恶性肿瘤之一。胰腺癌早期的确诊率不高，手术死亡率较高，而治愈率很低。本病发病率男性高于女性。在胰腺癌的危险因素中，吸烟是唯一公认的危险因素。

（一）护理措施

1. 术前护理

改善营养状况：体弱、贫血或低蛋白血症的患者，可多次少量输送新鲜血液制品，进高蛋白、高热量食物。胃肠道反应严重的患者可静脉给予高营养，补充蛋白或留置鼻饲管（经鼻至十二指肠或空肠）给予胃肠内营养。术前改善患者的营养状态，对降低术后并发症有重要的作用。

增强凝血功能：梗阻性黄疸患者，因胰胆管阻塞影响脂类食物的消化、吸收，致维生素 K 及依赖维生素 K 的一些凝血因子缺乏；长期胆管梗阻所致的肝功能损害，亦可导致其他不依赖维生素 K 的凝血因子缺乏，容易发生纤维蛋白溶解现象，使手术野广泛出血。故术前应遵医嘱注射维生素 K 和保肝治疗，改善肝功能。

控制血糖：对合并高血糖者，应调节胰岛素用量。

皮肤护理：黄疸患者可能会伴皮肤瘙痒，应指导患者不要搔抓，勤洗澡勤更衣。

心理护理：保持乐观的情绪和松弛的状态有利于手术的开展。

疼痛护理：对于疼痛剧烈的胰腺癌患者，及时给予有效的镇痛剂止痛，并教会患者应用各种非药物止痛的方法。

2. 术后护理

体位：见外科一般护理常规，早期半坐卧位有利于患者的呼吸及引流。

密切监测生命体征：给予吸氧，心电、血氧、血压监测，观察体温、心率、呼吸、血压变化以及神志、精神状态。监测血糖，以了解患者胰腺的内分泌功能。

妥善固定引流管并观察引流情况：胃管、胰肠引流管、胆肠引流管和胰支架管。嘱患者翻身时保护好各种引流管，防止脱出或打折。保证胃肠减压的有效性，避免胃酸通过体液因子刺激胰腺分泌，引流管位置要低于引流管皮肤出口处。观察引流液的颜色、性状并记录 24 h 量，如有异常，及时通知医生并给予相应处理。

营养：胰腺癌患者由于术前营养状况较差，术后禁食时间较长，各种引流较多，患者体液丢失较多。要保证静脉通畅，及时补充营养物质，维持正常的出入量，保证水和电解质的平衡。

活动：术后第 1 d，可鼓励患者坐起及在床上活动。术后第 2 d 可鼓励患者床边活动。以促进胃肠功能恢复，尽快排气，预防肠粘连及肺部感染。

常见并发症的观察：①出血。由于胰液消化腐蚀手术区血管或患者凝血机制改变，可导致大出血。发现血性引流液引出较多或患者心率、血压有变化时，应及时给予止血处理。②胰腺炎。查血淀粉酶和胰液淀粉酶，有异常时及时处理。③胰瘘。常于术后 1 周左右发生，表现为上腹部突然剧烈疼痛或持续性胀痛、发热、腹膜刺激征（＋）、胰液从引流管里流出，引流液淀粉酶明显升高。胰瘘发生后应保持引流管通畅，保护好引流管周围皮肤，经常换药，保持干燥，防止因胰液外渗引起皮肤糜烂。遵医嘱给患者输注抑制胰腺分泌的药物，以争取最佳疗效。④胆汁性腹膜炎。常表现为发热、腹膜刺激征（＋），引流液为胆汁样液体。⑤胃排空障碍。患者术后 7 d 仍不排气，每日胃液量大于 500 mL，称胃排空障碍。可经胃镜或上消化道造影明确诊断，应给予胃肠减压和营养支持，并使用促进胃肠动力的药物、理疗等处理方法。胃排空障碍的患者心理负担较重，应给予心理支持。⑥胰腺假性囊肿。多由于炎性渗出物不能吸收而外溢，周围被增生的纤维组织包裹而成。囊肿成熟后可手术治疗。

3. 做好基础护理

患者禁食期间做好口腔护理，保持口腔湿润；每晚给予会阴部冲洗、泡脚，使患者处于舒适体位。

（二）健康教育

讲解疾病有关知识，告知患者出现疼痛的原因，介绍缓解疼痛的方法。

介绍手术环境、程序、术中配合方法、术后常见不适与并发症的预防措施、术后护理配合方法等。

讲解黄疸出现的原因及其对皮肤的影响，告知患者不能用力搔抓皮肤的原因，介绍自我保护方法。

告知凝血机制障碍的原因，嘱患者注意自我防护、避免外伤等。

讲解情绪与健康的关系，嘱患者保持情绪稳定，适当休息与锻炼。

介绍进一步治疗（放、化疗等）的意义、方法、疗效、常见不适与并发症的预防、所需费用等信息。

鼓励患者坚持治疗，定期随访，发现异常征象及时就诊。

嘱患者戒烟、戒酒。

嘱患者定期化疗。

嘱患者进食高蛋白、高维生素、易消化、无刺激性的食物，忌暴饮暴食。

十三、乳腺良性肿瘤

乳腺良性肿瘤多发于青年妇女，大多为无痛性肿物，多在无意中发现。初期较小，但生长较快，呈圆形或卵圆形，边界清晰，多较隆突，扁平者较少，表面不甚光滑，细触之为小结节状，有些呈明显分叶状，中度硬，多无压痛，可自由推动。主要可分为乳腺纤维腺瘤、乳腺导管内乳头状瘤、乳腺脂肪瘤、乳腺平滑肌瘤、乳腺错构瘤、乳腺神经纤维瘤和乳腺血管瘤等。

（一）护理措施

1. 术前护理

1）心理护理

由于对手术及术后预后的恐惧，患者会表现出紧张、焦虑的心理状态，应给予心理疏导，减轻其心理恐惧。

2）术前准备

皮肤准备：目的是彻底清洁皮肤，避免手术后伤口感染而影响愈合。协助患者剪指（趾）甲，手术前 1 d 剃去患者腋下及乳腺处的毛发，清洁皮肤。指导患者全身沐浴、洗头，备皮前应先检查手术区皮肤是否完整，有无皮疹、破溃、感染等，备皮时动作要轻，避免刮伤皮肤，同时要注意勿使患者受凉。

药物过敏试验：手术前 1 ~ 3 d 根据术中及术后可能使用的药物做好药物过敏试验并记录。过敏试验阳性者应在病历上做醒目标记，并通知主管医生。

胃肠道准备：术前 1 d 晚餐嘱患者进清淡饮食，术前 12 h 禁食，术前 4 ~ 6 h 禁水，防止麻醉或手术过程中呕吐物误吸入气管而引起窒息或吸入性肺炎。

病情观察：每日测体温、脉搏、呼吸 4 次，注意观察患者病情变化如有发热、上呼吸道感染症状、手术区域皮肤化脓感染、女性患者月经来潮等。

保证休息：要保持病室安静，各项治疗操作动作轻柔，为患者创造良好的休息睡眠环境，必要时可遵医嘱应用镇静药。

2. 术后护理

体位：全麻未清醒时取去枕平卧位，将其头偏向一侧。6 h 后如患者生命体征平稳可取半坐卧位，以利于呼吸和引流。

饮食：6 h 后，如无恶心、呕吐等麻醉反应可进高蛋白、高维生素的饮食，利于伤口愈合。

伤口护理：定时观察切口敷料，观察是否有出血及不正常的分泌物，敷料被浸湿时要注意其颜色、性状及渗出液的量，及时更换并做好记录，防止引流管道打折。

术后化疗：为了预防术后感染，应给予抗菌、补液药物，为了促进伤口愈合，应进行超声波治疗。

（二）健康教育

指导患者避免过度活动术侧肢体，以免引起脂肪液化。

十四、乳腺癌

女性乳腺是由皮肤、纤维组织、乳腺体和脂肪组成的，乳腺癌是发生在乳房腺上皮组织的恶性肿瘤。乳腺癌中 99% 发生在女性，男性仅占 1%。

乳腺并不是维持人体生命活动的重要器官，原位乳腺癌并不致命；但由于乳腺癌细胞丧失了正常细胞的特性，细胞之间连接松散、容易脱落。癌细胞一旦脱落，游离的癌细胞可以随血液或淋巴液播散全身，形成转移，危及生命。目前乳腺癌已成为威胁女性身心健康的常见肿瘤。

全球乳腺癌发病率自 20 世纪 70 年代末开始一直呈上升趋势。美国 8 名妇女一生中就会有 1 人患乳腺癌。中国不是乳腺癌的高发国家，但也不宜乐观。近年来，我国乳腺癌发病率的增长速度高出高发国家 1 ~ 2 个百分点。乳腺癌已成为当前社会的重大公共卫生问题。自 20 世纪 90 年代全球乳腺癌死亡率呈现出下降趋势。究其原因，一是乳腺癌筛查工作的开展，使早期病例的确诊比例增加；二是乳腺癌综合治疗的开展，提高了疗效。乳腺癌已成为疗效最佳的实体肿瘤之一。

（一）护理措施

1. 术前护理

心理护理：乳腺癌患者及其家属均有不同程度的顾虑，担心手术治疗的效果及预后，使患者接受手术可能造成的形体改变，介绍有关整形、弥补缺陷的方法。患者本人因担心手术后在美观与外表方面影响生活质量，因此护士应多关心、体贴患者，耐心倾听患者诉说，了解患者心理、家庭、夫妻、感情变化，从语言、态度、行为上关心和疏导患者。对心理素质好、了解自己病情的患者，向其介绍乳腺癌相关知识、治愈率、手术成功率及正常的生活等方面信息，这对治疗乳腺癌的患者有十分重要的作用。

术前准备：①皮肤准备。目的是彻底清洁皮肤，避免手术后伤口感染而影响愈合。协助患者剪指（趾）甲，手术前一天剃去患者腋下及乳腺处的毛发，清洁皮肤。指导患者全身沐浴、洗头。备皮前应先检查手术区皮肤是否完整，有无皮疹、破溃、感染等，备皮动作要轻，避免刮伤皮肤，同时要注意勿使患者受凉。②药物过敏试验。手术前 1 ~ 3 d 根据术中及术后可能使用的药物做好药物过敏试验并记录。过敏试验阳性者应在病历上做醒目标记，并通知主管医生。③胃肠道准备。术前 12 h 禁食，4 ~ 6 d 禁水，防止麻醉或手术过程中呕吐物误吸入气管引起窒息或吸入性肺炎。④饮食。术前 1 d 晚餐嘱患者进清淡饮食，手术前晚 12 h 禁食，手术前 4 ~ 6 h 禁水。⑤病情观察。每日测体温、脉搏、呼吸 4 次，注意观察患者病情变化，如有发热、上呼吸道感染症状、手术区域皮肤化脓感染、女性患者月经来潮等时应及时与主管医生联系。⑥保证休息。要保持病室安静、各项治疗操作动作轻柔，为患者创造良好的休息与睡眠环境，必要时可遵医嘱应用镇静药。

2. 术后护理

体位护理：患者术后麻醉清醒、生命体征平稳可取半卧位，以利于呼吸和引流。

饮食护理：应根据患者消化功能恢复情况而定，手术后 6 h 可以饮少量清水或米汤，1 ~ 2 d 可进流食，以后逐渐恢复普通饮食，原则上增加高热量、高蛋白饮食，以维生素类为主，以促进手术创伤组织愈合。

切口护理：伤口加压包扎，观察切口敷料有无浸湿、绷带松紧程度、加压包扎后患肢远端血运情况。

引流管护理：指导患者床上活动时妥善固定引流管，并观察引流是否通畅。做好负压引流管的护理，根据患者需要调节负压、妥善固定，引流管长度以患者床上有翻身的余地为宜，观察并记录引流液的颜色、性状和量。

患肢护理：术后拔管前患肢制动，患肢肩部垫软枕，指导患者进行相应的功能锻炼。观察肢端血运、温度及有无肿胀。不要在患处测量血压、静脉输液，避免影响淋巴和血液回流。

基础护理：术后 4 d，生命体征正常、患者可耐受的情况下可进行床上洗头，保持清洁卫生。在患者患侧系红丝带提醒患者禁止在此侧测量血压、静脉注射以及皮下注射、提重物等。

术后功能锻炼：手术当日，为促进患肢血液循环，在手术侧垫软枕，并将患肢屈肘放在胸前，可做握拳、松拳活动，根据个人情况，可以多使用并注意用力。引流管拔除后，待医生通知可以活动后，可以用患侧手摸对侧肩、同侧耳郭，将患肢伸直、抬高，逐渐与地面平行。

（二）健康教育

1. 活动
术后近期避免用患侧上肢搬动、提取重物，继续行功能锻炼。

2. 避孕
术后 5 年内避免妊娠，以免促使乳腺癌复发。

3. 乳腺自查
视诊。站在镜前以各种姿势（两臂放松垂于身体两侧、向前弯腰或双手上举置于头后），观察双侧乳房的大小和外形是否对称；有无局限性隆起、凹陷或皮肤橘皮样改变；有无乳头回缩或抬高等。

触诊。患者取平卧或侧卧位，肩下垫软薄枕，被查侧的手臂枕于头下，使乳房完全平铺于胸壁。对称手指并拢平放于乳房，从乳房外上象限开始检查，依次为外上、外下、内下、内上象限，然后检查乳头、乳晕，最后检查腋窝有无肿块，乳头有无分泌液。

第二节　心胸外科护理

一、瓣膜置换术围术期护理

瓣膜置换简单而言就是把病变的瓣膜置换成功能良好的瓣膜，主要是针对心脏的瓣膜出现病变以后，无法用内科保守的方法纠正的病例进行，如二尖瓣置换、主动脉瓣置换或双瓣置换等。

（一）护理评估

1. 一般评估
评估患者的生命体征、心理状态等。

2. 专科评估
评估致病因素，如有无发绀、呼吸困难、二尖瓣面容、心律失常等。

（二）术前护理措施

1. 积极纠正心功能不全
准确应用强心、利尿、补钾等药物，注意患者主诉，测量生命体征，病情较重的患者给予床旁心电监护，嘱患者避免情绪激动，必要时遵医嘱给予小剂量镇静药，间断吸氧。

2. 心理护理

向患者讲解手术的重要性，帮助其树立信心，配合治疗，介绍重症监护病房（ICU）的环境，减轻其焦虑、恐惧情绪。

3. 术前指导

教会患者做深呼吸、有效咳嗽咳痰，预防术后并发症。指导患者练习床上大小便，戒烟、戒酒，讲解术前需要配合的准备工作，如预防感冒、测量体重、备皮、禁食、更换衣服等。

（三）术后护理措施

1. 循环系统的监护

术后应严密监测患者生命体征、动脉血压、中心静脉压、左房压及尿量变化。持续床旁心电监护，以便及时发现心律失常。

血管活性药物应用与护理：低心排血量是瓣膜置换患者最常见的术后并发症和致死原因之一。术后遵医嘱合理应用血管活性药物，是预防和治疗低心排血量发生的关键。应避免突然停药，以防出现高血压反跳。硝普钠易溶于水，但水溶性很难稳定，光照、高温、时间过长即分解产生有毒的氰化物，因此，硝普钠溶液应现用现配，并严格避光。

注意电解质的变化：瓣膜置换术后要密切注意患者电解质的变化，特别是血钾，尿多时不仅血钾浓度变化快，而且对心律、心率的影响极大，要保持血钾在 4.0 ~ 5.0 mmol/L。

维持体温恒定：体温过高，可加重心脏负担，如体温超过 38.5℃，要及时给予物理降温；体温过低，末梢血管收缩，会增加心脏后负荷及耗氧量，要注意保暖。当体温 < 32℃时，还可诱发室颤，均应及时给予处理。

尿量的观察：尿量是反映组织灌注情况的指标之一，应每小时记录尿量 1 次，并注意尿液的颜色、性状，准确记录 24 h 出入量，维持出入平衡。术后注意强心利尿，严格控制入量。

2. 呼吸系统的监护

监测肺的通气功能是预防缺氧和呼吸衰竭的关键。

认真准备检查呼吸机，妥善固定气管插管，注意各接头连接是否正确，各接头有无漏气，气管插管位置是否正确、有无移位和脱出，监测呼吸机运行情况，若患者有自主呼吸，应观察其呼吸与呼吸机是否同步。根据病情及时调节呼吸机参数。按气管插管后护理常规进行护理。

拔出气管插管后应给予持续吸氧，密切观察患者呼吸的频率、节律、双肺呼吸音、血氧饱和度。痰多的患者可给予氨溴索 15 mg 雾化吸入，指导患者行有效咳嗽，鼓励咳痰，协助翻身叩背。鼓励患者早期进行循序渐进的活动，以促进肺复张。

3. 引流量的监测及护理

术后保持引流管的通畅，妥善固定，定时挤压，密切观察引流液的量、性状和颜色，并准确记录，一般情况下每小时从近心端向远心端挤压胸腔引流管 1 次，以防引流管不畅导致心脏压塞。

4. 神经系统的观察

患者术后麻醉未清醒前每小时观察双侧瞳孔大小及对光反射，清醒后定时观察肢体活动情况，及早发现脑部并发症。

5. 心律失常的监护

由于手术创伤、缺氧、电解质紊乱、术前心功能差等原因，患者术后易发生心律失常，如心动过缓、室上性心动过速、心房纤颤、心房扑动、室性期前收缩、心室颤动等，因此应定时复查血气分析及电解质，及时消除导致恶性心律失常的隐患。

6. 基础护理

患者应卧气垫床，定时按摩受压处皮肤。拔管后协助患者定时翻身、坐起，同时给予叩背，另外要加强口腔护理，做好会阴擦洗。防止并发症发生。

7. 术后并发症的预防

急性左心衰竭：患者表现为呼吸困难，不能平卧，咳出大量白色泡沫样痰，严重者咳出粉红色泡沫样痰，心慌乏力，表情淡漠，口唇发绀，胸部 X 线片示双肺淤血。应及时给予处理。

出血：引流液多并有血块或引流量突然减少时，应注意观察患者有无心率增快、中心静脉压升高、血压下降、尿量减少及颈静脉怒张，若出现以上症状，应高度警惕发生心脏压塞。轻度出血表现为镜下血尿、鼻出血、淤点、牙龈出血、皮肤淤斑等；重度出血表现为肉眼血尿、咯血、呕血、黑粪、便血、心包积血、颅内出血等。

血栓形成与栓塞：瓣膜置换术后均需抗凝治疗。机械瓣置换术后则需终生抗凝治疗；生物瓣置换术后一般需抗凝治疗 3～6 个月。在切口不渗血的情况下，术后要及时抗凝，防止血块的凝集和阻塞。

（四）健康教育

遵医嘱嘱患者按时、定量服用华法林抗凝药物、强心利尿药物。

遵医嘱嘱患者定期随访。出院后每 2 周复诊 1 次，3 个月后每 4 周 1 次；若凝血酶原时间不稳定，仍应每周 1 或 2 次测定凝血酶原时间。

遵医嘱嘱患者出院后休息半年，以免活动量过大和劳累，但可逐步增加活动量。

遵医嘱嘱患者注意营养，少食维生素 K_1 丰富的食物，以免影响抗凝药效果，避免暴饮暴食，少量多餐，以清淡易消化食物为主，供给富含维生素及含钾高的蔬菜和水果，如有较严重心力衰竭、水肿，应严格控制食盐的摄入，忌吸烟、酗酒。

指导患者观察皮肤黏膜出血情况，如鼻出血、皮肤轻微碰撞即出现淤血、淤斑、女性月经量增多、血尿、便血等。如出现头痛、头晕或肢体麻木或障碍，应警惕有血栓形成，应及时与医生取得联系，复查血小板。

二、房室间隔缺损围术期护理

房间隔缺损是指原始心房间隔在发生、吸收和融合时出现异常，左右心房之间仍残留未闭的房间孔，造成心房之间左向右分流，为最常见的先天性心脏病之一，也是手术治疗效果最佳的心天性心脏病病症之一。

室间隔缺损简称室缺，是指室间隔在胚胎时期发育不全，形成异常交通，在心室水平产生左向右分流，它可单独存在，也可是某种复杂心脏畸形的组成部分。室缺约占先天性心脏病总数的 20%。

（一）护理评估

1. 一般评估

评估患儿的生命体征、心理状态、发育状况等。

2. 专科评估

评估患儿的缺氧程度，有无发绀、劳力性呼吸困难、杵状指（趾）。

（二）术前护理要点

1. 呼吸道的护理

先天性心脏病患儿易患上呼吸道感染且不易治愈，术前要预防治疗呼吸道感染，必要时可遵医嘱给予抗感染治疗。

2. 心功能的准备

嘱患儿入院后注意休息，避免剧烈活动，降低机体耗氧量，对于肺动脉压较高的患儿可每日吸氧 2 ~ 3 次，每次 30 min 至 1 h。

3. 合理饮食

嘱患儿术前进高蛋白、高维生素、易消化的半流质饮食，适当饮水。对于营养不良的患儿，需加强人工喂养，进食差者可静脉补液并控制液体入量。

4. 心理护理

在入院后、治疗前要与患儿及家属建立良好的人际关系，尽快与他们熟悉并取得其好感，去除患儿恐惧、陌生的感觉，多表扬、鼓励患儿，操作时要轻柔、熟练、准确，为术前治疗及术后护理创造条件。

（三）术后护理要点

1. 拔管前呼吸道的护理

患儿术后进入 ICU 后，应为其常规接呼吸机，听诊双肺呼吸音是否对称，检查各管道连接是否正确，拍摄床旁 X 线片，以确定气管插管及各种导管的位置，必要时予以调整。妥善固定气管插管并做好标记。

应用呼吸机期间，在患儿还未达到拔管指标时，应防止患儿与呼吸机的对抗，可遵医嘱给予适当镇静剂，如将吗啡 10 mg 加入 0.9% 氯化钠液 10 mL 中并以每小时 1 mL 的速度缓慢泵入，注意对患儿生命体征及血气的监测。

必要时给予约束带适当固定，以防止患儿将管道拔出，桡动脉测压的患儿应用手板固定，防止动脉针脱出。

2. 生命体征的监测

及时发现患儿低心排血量综合征的情况并迅速积极地给予治疗措施，严密监测血压、心率、心律、呼吸、血氧饱和度、中心静脉压的变化。

患儿术后返回 ICU，都有一个短暂的低温过程，末梢循环差，直接影响血氧饱和度监测结果及酸碱代谢情况，因此要注意患儿全身及四肢的保暖，以改善末梢循环。

患儿体温过高易引起心动过速，代谢增加，心肺负担加重。故体温＞38℃时，应给予物理降温，防止发生高热。

3. 引流管的护理

注意观察胸腔引流管的引流情况，术毕引流管应每隔 15 min 挤压 1 次，尤其在使用止血药后，更应注意挤压胸腔引流管以防止血块阻塞，1 h 后根据引流量及引流液的性状，酌情延长挤压间隔时间。

术后记录每小时尿量、24 h 累计出入量，观察尿液性状、pH 值及比重，尿量若减少，要及时分析原因，报告医生。应用利尿药后注意补钾，防止电解质紊乱。

4. 拔管后肺部的护理

拔管后协助患儿排痰，鼓励患儿咳嗽咳痰。婴幼儿可经鼻导管吸痰。

遵医嘱应用化痰利痰药物，给予雾化吸入。

（四）健康教育

嘱患儿家属 1 个月后带患儿复查心电图、胸部 X 线等，与出院结果对照，了解恢复情况。

嘱患儿家属预防儿童感冒及肺部感染，开窗通风时注意保暖。学龄儿童休息 3 个月后可上学，平时应避免剧烈活动。

嘱患儿家属术后 1 个月避免免疫接种，因体外循环可改变患儿的免疫反应。

三、冠状动脉旁路移植围术期护理

冠状动脉旁路移植术是让心脏搏出的血从主动脉经过所架的血管桥（主要采用乳内动脉、大隐静脉及桡动脉），流向因引起狭窄或梗阻的冠状动脉远端而到达缺血的心肌，从而改善心肌的缺血、缺氧状态。

（一）护理评估

1. 一般评估

评估患者的生命体征、心理状态等。

2. 专科评估

评估患者的心功能分级，呼吸困难、心律失常、心绞痛症状出现的时间及变化。

（二）术前护理措施

1. 呼吸道的准备

有吸烟史的患者入院后应戒烟，保持室内空气清新，定时开窗通风换气，预防、控制呼吸道感染。夏季控制空调温度，不可过低，冬季开窗时注意保暖。

指导患者掌握腹式呼吸。将双手放在腹部肋弓下缘，患者吸气时将手顶起，呼气时双手轻轻施加压力，使膈肌尽量上升，并逐渐去除手的辅助作用。

指导患者学会有效咳嗽。患者尽可能坐直，进行深而慢的腹式呼吸，吸气后屏气 3 ~ 5 s 再用力从胸部深处咳嗽，用两次短而有力的咳嗽将痰咳出。

根据病情给予患者术前每天 3 次吸氧，每次 1 h，改善其心肌缺氧状态。

2. 心理护理

术前详细了解患者的心理状态与需求，针对不同的心理状态，积极主动与患者及家属交谈。

将同病种的患者安排在同一病室，以便患者相互鼓励、消除顾虑、增强信心。

向患者说明手术的重要性和必要性。

3. 饮食护理

严密监测血糖，限制高糖、高脂肪饮食，控制体重，以减轻心肌耗氧量。

4. 指导患者预防和解除便秘

冠心病患者应避免便秘，因用力排便时，会使心率加快、血压增高、心肌耗氧量增加，同时腹压增高，加重心脏负担，易诱发心绞痛，严重者可导致猝死。

预防便秘：鼓励患者多食含纤维素多的食物，如带皮的新鲜水果和各种蔬菜，食用粗纤维食物时应从少到多，逐渐增量，以免刺激肠道而引起腹泻或梗阻；对于没有禁忌的患者鼓励每天饮水 2 000 ~ 3 000 mL，最好在早餐前半小时喝一杯热水，刺激排便，养成定时排便的习惯。

嘱患者如有便秘应及时告知医护人员，不要用力排便，必要时可使用缓泻药物或开塞露。

5. 术前准备

术前 1 d 常规做好备皮、交叉配血及药敏试验，有便秘者给予缓泻药或开塞露促使患者术前一天排便 1 或 2 次。

观察心率、血压，术前最佳心率在 60 次 /min 左右，血压应在 130/85 mmHg[①] 以下。心率大于 80 次 /min 或低于 60 次 /min 应及时通知医生。

术前晚上协助患者洗澡，更换被服，减少探视人数，遵医嘱给予镇静药，使患者平稳入睡。嘱患者术晨刷牙、漱口后清洗鼻腔，清洁口腔，卧床吸氧待手术。

将大隐静脉用作旁路材料时应注意术前避免损伤静脉或引起炎症反应，禁忌在下肢静脉注射。

（三）术后早期护理要点

1. 术后循环系统监测

末梢循环观察：通过对患者末梢的观察，可以了解患者循环状态。如果患者肢端皮肤温暖、干燥、红润、弹性好，按压甲床后，甲床迅速恢复红润，则提示末梢循环良好。如果肢端皮肤湿凉、甲床发绀或皮肤有花斑，按压甲床后，恢复红润缓慢，提示末梢循环不佳，为机体温度低、心力衰竭、休克的表现，应予注意。

血压：术后每 30 ~ 60 min 监测 1 次血压。一般收缩压应维持在 110 ~ 150 mmHg，如果血压过低可影响脑、肾血流量和移植血管的通畅，血压过高可引起出血、吻合口破裂。应遵医嘱及时应用调节血管活性的药物。

中心静脉压：应保持在 8 ~ 12 cmH₂O（1 cmH₂O = 0.098 kPa），防止低容量性低心排血量，并密切观察外周循环及术侧下肢血液供应情况。

密切观察患者心率及心律的变化，持续心电监测，若发现心律失常、心动过速超过 100 次 /min，心动过缓低于 60 次 /min，迅速通知医生处理。

引流管长度要适宜，确保引流通畅，防止血块堵塞；抬高床头 30° ~ 45°，并观察引流

---

① 1 mmHg ≈ 0.133 kPa。

液的性状、量，如引流液每小时多于 100 mL，持续达 3 h，色鲜红，则可能有活动性出血，应及时报告医生。

2. 呼吸系统护理

注意观察患者有无烦躁或表情淡漠等脑缺氧征象，保持患者血氧饱和度在 97% 以上，根据血气分析结果动态调整呼吸机参数。

吸痰时要注意观察患者痰液的颜色、性状、量，每次吸痰时间不宜超过 15 s，严格执行无菌操作。

拔除气管插管后应为患者制定肺部锻炼计划，每 2 h 翻身、拍背 1 次。鼓励患者每小时做有效咳嗽、深呼吸各 10 次。咳嗽时可协助患者支托固定胸部伤口，以减轻患者的疼痛。

3. 泌尿系统护理

观察患者的尿量及尿色，尿量每小时应大于 30 mL。若尿量减少至每小时 20 mL 持续 2 h 以上，应用利尿药无效，应警惕急性肾衰竭的发生。

若患者出现血红蛋白尿，应用碱性药物碱化尿液并利尿，防止酸性血红蛋白阻塞肾小管。每天 2 次用氧化还原液擦洗会阴。

4. 患肢的护理

取大隐静脉作冠状动脉移植者需用弹性绷带加压包扎，并抬高患肢（15°～30°），以达到止血目的。

经常观察患肢血供情况，如肢端温度、甲床颜色、足背动脉搏动情况，了解有无血液循环障碍，并注意保暖。

应注意弹性绷带加压包扎是否过紧，过紧时应及时松开并重新包扎。病情稳定后，应早期离床活动，以改善局部循环；对不清醒的患者，可为其每 1～2 h 在床上活动患肢，清醒患者鼓励其做腓肠肌伸缩运动，预防深静脉血栓形成。

（四）术后恢复期护理要点

有效止痛：切口疼痛影响呼吸的深度和幅度，不利于肺扩张，影响患者休息，还会增加体力消耗。术后应遵医嘱适当给予镇痛药，以减少患者痛苦。

抗凝治疗：①嘱患者术后遵医嘱口服肠溶阿司匹林或华法林防止血栓形成，维持旁路血管通畅。②观察患者有无出血倾向，注意观察牙龈有无出血，咳痰时是否带有血丝，大便颜色是否正常，皮肤是否容易淤血。

（五）健康教育

指导患者轮流抬高、活动下肢，以促进静脉回流，预防深静脉栓塞。下肢静脉搭桥的患者应穿弹力袜，有利于侧支循环形成，减少肿胀。

嘱患者保持大便通畅。术后应保持大便通畅，不可过度用力，必要时可使用缓泻药。

嘱患者指导患者术后高蛋白、高维生素、高纤维素饮食，坚持低盐、低糖、低脂饮食。

嘱患者保持良好心情，不宜激动。

嘱患者遵医嘱按时服药，定期复查。

四、肋骨骨折合并气胸

肋骨骨折指不同的外界暴力作用方式所造成的以肋骨局部微肿疼痛，深呼吸、咳嗽或打喷嚏时疼痛加剧，局部压痛明显等为主要表现的骨折。

（一）护理评估

1. 一般评估

评估患者的生命体征、心理状态等。

2. 专科评估

评估致病因素，胸痛、胸闷、憋气症状的轻重，缺氧状况，有无反常呼吸。

（二）护理措施

1. 生命体征监测及病情观察

患者入院时均有胸闷、胸痛，严重者伴有呼吸困难、发绀甚至休克。

入院即刻建立静脉通道，给予心电、血压、脉搏、血氧饱和度等监护，并密切观察患者呼吸情况。

建立危重患者记录单，记录患者生命体征，密切观察病情变化，发现问题及时报告医生。同时要警惕合并其他部位损伤的存在。

病情较重时，须及时留置尿管，记录尿量。

2. 呼吸道的管理

患者呼吸道分泌物增多，气道受阻。当伴有肺挫伤、血气胸、多根多处肋骨骨折时患者易出现呼吸困难，呼吸困难缺氧处理不当易发生呼吸窘迫综合征，应密切观察患者呼吸情况及血氧饱和度，异常时及时配合医生行气管插管辅助呼吸。

肋骨骨折患者因惧怕咳嗽引起疼痛，可使呼吸道分泌物积聚造成肺部感染。因此，应及时缓解疼痛，协助患者清除呼吸道分泌物。指导患者轻轻按压受伤部位，鼓励患者做有效咳嗽。痰多黏稠及血块痰不易咳出者，可给予吸痰。

如患者合并气胸应立即确定气胸情况，并协助医生行胸腔闭式引流术。

及时雾化吸入。保持呼吸道通畅在受伤后 24 ~ 72 h 尤为重要，否则很容易发生湿肺及肺部感染。

3. 体位

生命体征平稳、无禁忌证者一般采取半卧位，有利于咳嗽排痰及胸腔引流，可改善呼吸功能。

4. 活动

早期卧床休息，指导患者床上活动，病情好转后协助患者下床活动，练习深呼吸及扩胸运动。

5. 减轻疼痛的方法

安慰法：护理人员要耐心倾听患者的诉说，充分表达同情和支持，适当给予安慰，鼓励患者增强战胜疾病的信心。保持病室安静整洁，为患者创造一个良好的住院环境，以保证患者尽可能多休息、心情舒畅。

转移法：鼓励患者参加一些有益的活动，如通过看书、听音乐、看电视等来转移注意力，以减轻疼痛。

固定：用肋骨板固定胸壁，限制肋骨骨折端活动，可起到减轻疼痛作用。

指导协助排痰：局部疼痛是肋骨骨折最明显的症状，且随呼吸、咳嗽或身体转动等运动而加重，患者咳嗽排痰时指导或协助其按压胸部，减少胸部张力，减轻疼痛。

应用镇痛药：一般胸廓基本固定后疼痛可缓解，仍有疼痛的患者早期可给予有效的镇痛药物。

6. 饮食护理

根据患者的体质、病情的不同，早期宜给清淡、易消化、富有营养的食物，如蔬菜、水果、皮蛋瘦肉粥等。中期应给予调节营养的饮食，如牛奶、鸡蛋、瘦肉、排骨汤、豆制品及维生素等。后期患者骨折尚未愈合牢固，体质未能完全恢复，应给予营养丰富的滋补品。如动物肝脏等，以促进骨折早日愈合。

7. 预防并发症

急性肺水肿和急性呼吸窘迫综合征是本病最常见的并发症。为防止并发症的发生，应注意以下几点。

（1）输液时速度不可过快，量不宜过多。出现急性肺水肿的患者，氧气吸入时湿化瓶内可用30%～50%乙醇降低肺泡表面的张力，以改善肺水肿。

（2）要严密观察呼吸频率、心律及脉搏的变化，必要时行心电血氧饱和度监护。同时要严密观察尿量、尿色。发现尿少或无尿时，检查尿管是否通畅，限制液体量及钠的摄入，防止并发心肾衰竭。

（3）由于患者创伤大、卧床时间长，易并发压力性损伤、便秘、尿路感染、坠积性肺炎，均应按卧床患者常规护理。

8. 心理护理

针对不同病情、不同年龄、不同社会文化层次，介绍疾病情况、治疗措施、注意事项、预后等方面知识，帮助患者解除思想顾虑，让其有安全感，树立信心。

使用呼吸机的患者不能与护士进行语言交流，护士要尽量通过各种示意方法或者文字了解患者的想法和要求，满足其需要。还要经常向患者讲解配合呼吸机治疗的必要性，消除患者的思想顾虑及恐惧感，以取得患者充分的信任和配合。

（三）健康教育

留置引流管的患者往往有不自主的患侧肩部外斜、不敢直立，护士应给患者示范正确的姿势，头端正，肩放平，腰板挺直，以免造成斜肩和脊柱弯曲畸形。

嘱患者注意加强患侧上肢功能锻炼，如抬高上肢，做取、拿动作，指导患者出院后适当增加胸廓活动，多做深呼吸运动。

嘱患者注意调节饮食，保持良好的心态，保证充分的休息和睡眠时间，可促进早日康复。

五、创伤性血气胸

创伤性血气胸是指胸部外伤所造成的胸膜腔积血、积气。

（一）护理评估

1. 一般评估

评估患者的生命体征、心理状态等。

2. 专科评估

评估致病因素，意识状态，胸闷、憋气、缺氧症状的轻重及变化情况。

（二）护理措施

1. 急救的护理

在患者入院时护理人员应立即准备好抢救器械，包括胸腔闭式引流器械包、胸腔引流瓶、吸氧管、吸痰器、气管切开包、深静脉穿刺包、输血器、输液器及各种抢救药品等。

搬动创伤性血气胸的患者时，应双手平托患者的躯干部，保护患者的受伤部位。抬、搬、放等动作要轻柔，勿牵拉、扭曲，避免再损伤，并注意保护其他受伤部位。

立即去掉污染衣裤，暴露受伤部位，如有反常呼吸，用弹力绷带加压包扎胸部，以减轻疼痛和控制反常呼吸，避免加重胸部损伤。

及时纠正休克：①快速建立静脉通道。立即选择粗大的静脉进行留置针穿刺固定,伴有休克或心脏损伤者应行深静脉穿刺置管。因为深静脉（颈内静脉和股静脉）的每分钟血流量为 2 500 mL 左右，而肘部浅静脉仅为 200 mL 左右，故深静脉置管能满足快速输血、输液的需要，有效地保证快速扩容，缩短大脑等重要脏器的缺血、缺氧时间。②严密观察病情变化。根据患者病情，每 15 ~ 30 min 测心率、呼吸、血压、脉搏 1 次，并详细记录。立即为患者留置导尿管，每小时测量尿量，观察尿色，如尿量每小时少于 25 mL，尿色变深呈酱油色，说明有效循环血量不足，需加速输血、输液。③严重休克患者应取平卧位，收缩压稳定在 85 mmHg 以上时，应予半卧位，以利胸腔引流，减少血液对肺脏的压迫，促使肺扩张。④胸腔内大量的积血、积气，可使气管移位，肺脏可被压缩 30% 以上，应迅速排出胸腔积血、积气，协助医生进行胸腔闭式引流。如患者呼吸、循环衰竭，应在抢救休克的同时立即给予术前准备。

胸腔闭式引流的护理内容如下：①保持引流管通畅、密闭和无菌，妥善固定管道，防止扭曲、受压、折叠，定时挤捏，防止管道阻塞，检查管道是否密闭、引流瓶有无破损。②水封瓶长玻璃管应没入水中 3 ~ 4 cm，管内液面高于瓶内液面 8 ~ 10 cm，管内水柱随呼吸上下移动，幅度为 4 ~ 6 cm，若长管内无液体或气泡溢出，水柱无波动，患者感到胸闷、气促，提示引流管阻塞。③患者取半卧位，利于肺复张及引流，水封瓶液面应低于引流口水平 60 cm，站立时，水封瓶放于膝关节以下，防止瓶内液体流入胸腔。④每日更换胸腔引流瓶，并严格无菌操作。更换方法：首先用两把止血钳相反方向夹闭引流管再更换，避免污染长管，盖紧瓶盖，必须检查并确定长管在水面以下，才可放开止血钳，并在瓶身标记水位高度。⑤若 24 h 引流液少于 50 mL，夹闭引流管无呼吸困难，胸部 X 线检查示肺复张良好，即可拔管，拔管后注意患者有无呼吸困难、胸闷、胸痛、切口渗血、皮下气肿等表现，发现异常应及时通知医生处理。⑥如每小时胸腔引流液大于 200 mL，并持续 2 ~ 3 h，结合患者血压及中心静脉压变化，考虑胸腔有活动性出血，应及早报告医生处理。

保持患者呼吸道通畅，维持有效通气。常规给予氧气吸入，提高肺泡氧分压，增加血氧含量。气管插管或气管切开患者，呼吸道失水增加，加强气道湿化和痰液稀释。

气管插管患者气道湿化的方法如下。

方法一：呼吸机湿化器内加无菌蒸馏水，湿化器温度保持在50℃左右，使气道口气体温度维持在32～35℃，温度过低，起不到加温、加湿效果；温度过高，易烫伤气道黏膜。

方法二：将生理盐水50 mL，盐酸氨溴索15 mg用输液微泵进行持续气道内滴注，滴注速度为4～8 mL/h，如患者痰液黏稠，应根据病情调整速度。

方法三：定时用注射器向气道内推注湿化液，推注湿化液的量根据病情调整。

患者呼吸与呼吸机对抗，明显痰鸣音或血氧饱和度下降时，给予吸痰，吸痰前后酌情提高氧浓度，使血氧饱和度升高。

神志不清者，取去枕平卧位，头偏向一侧，防止呕吐物或分泌物过多致窒息，随时准备气管插管。

鼓励患者深呼吸、咳嗽、排痰，痰液黏稠不易排出时，可给予雾化吸入，同时协助患者翻身、拍背。

2. 并发症的护理

1）防止肺不张，预防肺部感染

在患者清醒后指导患者每小时进行3～5次深呼吸，以利肺的复张，促进气体和引流液的排出。

指导患者进行有效的咳嗽排痰活动，因为咳嗽有利于引流，鼓励患者咳嗽，以尽早排出肺内痰液和陈旧性血块，促使肺复张。

对于咳嗽无力的患者，护士可一手按压其切口，另一手的中指按压其胸骨上窝处，刺激总气管，引起咳嗽反射，利于患者咳痰。

指导患者早期下床活动，如无合并其他脏器损伤，一般术后24 h可协助患者下床活动。

2）减轻疼痛与不适

对合并肋骨骨折的患者，可采用胸部护板进行固定，当患者咳嗽、咳痰时应协助或指导患者及家属用双手按压患者胸壁，以减轻疼痛，疼痛剧烈者，遵医嘱给予镇痛药。

3. 饮食和活动的指导

无合并伤者，术后6 h给予清淡流质饮食，无呕吐及不适者，可逐渐过渡到软食、普食，应以高蛋白、高热量、含丰富维生素、易消化的饮食为主。

嘱患者保持大便通畅，避免用力排便，病情允许时应及早指导患者带管下床活动和进行肺功能锻炼，避免用力及负重活动。

4. 心理护理

当意外事故创伤而致机体发生急剧变化时，患者将产生一种紧迫感和危机感，心理行为也随之发生不同程度的变化。过度的心理行为障碍会引起躯体的病态反应，导致免疫功能下降而致各种疾病，因此要协调和疏导患者的心理行为，使患者处于最佳的心理环境中。

加强与患者沟通，做好病情介绍，解释疼痛、呼吸困难的原因、持续时间、预后情况，说明各项诊疗工作的必要性，告知其配合治疗的重要性，采取半卧位有助于引流管引流、缓解呼吸困难，帮助患者树立战胜疾病的信心。

（三）健康教育

嘱患者注意保暖，预防感冒。

嘱患者严禁患侧卧位，以免加重胸痛。

嘱患者进食营养丰富易消化的食物，尽量避免刺激性的饮食，戒烟、戒酒。

嘱患者两个月内禁止提、举重物，防止骨折处愈合不良或引起再次骨折发生。适当参加锻炼，避免过度屈伸胸廓。

嘱患者每日晨晚做有效深呼吸，促进肺复张。教会患者家属用双手按压骨折部位减轻咳嗽造成疼痛的方法。

嘱患者如有胸痛加剧、胸闷气促、发热等情况，应及时复诊。

第三节　血管外科护理

一、布加综合征

布加综合征是由各种原因所致肝静脉和其开口以上段下腔静脉阻塞性病变引起的常伴有下腔静脉高压为特点的一种肝后门静脉高压症。急性期患者有发热、右上腹痛、迅速出现大量腹水、黄疸、肝大等表现，肝区有触痛，少尿。本病以青年男性多见，男女之比为（1.2 ~ 2）∶1，发病年龄在 2.5 ~ 75 岁，以 20 ~ 40 岁为多见。

（一）护理措施

1. 术前护理

心功能不全的患者，应尽量减少活动，以免增加心脏负担。做各种检查时医护人员要陪同患者，以防意外，并协助患者进行生活护理。

指导患者做深呼吸运动，以减少呼吸道并发症。

对营养不良的患者，应遵医嘱给予静脉高营养治疗（经静脉途径补充蛋白质及热量）。

对下肢有并发症者，应抬高患肢，以利于血液回流。

密切观察患者病情变化，注意出血先兆。

给予患者少渣饮食，以免引起胃底静脉破裂出血，对有腹水、水肿者给予低盐饮食。

2. 术后护理

术后密切监测患者生命体征（特别是心脏功能），记录 24 h 出入量，必要时记录每小时尿量。患者出现心力衰竭时，及时通知医生及时处理。

观察患者伤口敷料有无渗血，开胸手术后的患者应取半坐卧位，持续氧气吸入，并注意胸腔闭式引流液的颜色、量及性质。

开胸腹手术后应用胸带和腹带保护切口，松紧适宜，以免切口裂开或影响呼吸，有腹水的患者应注意腹围变化。

患者痰较多时，给予雾化吸入，并协助患者排痰，必要时吸痰。

患者术后禁食，肠蠕动恢复后可给流质饮食，逐步过渡到半流质饮食。

并发症的观察和护理：患者可能出现心功能不全、腹水或乳糜腹、血胸、肝性脑病、纵隔积水等。应严密观察患者病情变化，如有出血倾向及感染征兆时应通知医生，给予对症处理。

（二）健康教育

指导患者进食少渣、高蛋白、易消化、富含维生素的食物。

嘱患者按时服用抗凝药，注意自我监测病情变化，行转流术的患者嘱其注意观察有无血管阻塞症状。

嘱患者定期复诊，监测出凝血时间。

嘱患者注意劳逸结合，避免重体力劳动。

二、多发性大动脉炎

多发性大动脉炎是指主动脉及其主要分支的慢性、多发性、非特异性炎症，造成罹患动脉狭窄或闭塞。其中以头臂血管、肾动脉、胸腹主动脉及肠系膜上动脉为好发部位，常呈多发性，因病变部位不同而临床表现各异。本病可引起不同部位动脉狭窄、闭塞，少数可导致动脉瘤。本病好发于年轻女性。

（一）护理措施

1. 术前护理

嘱患者卧床休息，避免因脑部供血不足而引起外伤。

监测患者的生命体征及头部四肢血供情况，以明确动脉狭窄或闭塞的位置和严重程度。脉搏消失者可测心率。

术前控制患者的血压，使血压维持在相对正常范围。

护士应增强安全意识，指导家属留陪，告知患者勿单独活动，防止摔倒或者坠床等意外的发生。

2. 术后护理

头臂型手术涉及颈动脉，应将患者头部保持中立位，避免过度旋转，以防止移植血管扭曲和血栓形成。

密切观察患者的病情变化，生命体征、神志、瞳孔及肢体活动情况，观察切口敷料情况。

维持患者血压的稳定，避免低血压，预防继发性血栓的形成，给予抗凝溶栓药物。

密切注意患者手术部位远端的动脉搏动情况，以及温度、感觉、颜色、相对湿度的改变。

注意观察患者有无出现术后并发症，如动脉栓塞、颅内压增高、吻合口假性动脉瘤等。

（二）健康教育

嘱患者取平卧位，待生命体征平稳后取半卧位。

指导患者术后适当床上活动，避免关节过度屈曲及剧烈活动，指导患者有效咳嗽，必要时雾化吸入，

指导患者遵医嘱正确使用抗凝药及皮质激素类药物。

指导患者食用高蛋白食品。

指导患者出院后 1～3 个月复查，以了解血管通常情况及原发疾病的发展情况。

三、腹主动脉瘤

腹主动脉瘤是指腹主动脉呈瘤样扩张,通常直径扩张至正常直径的 1.5 倍时称之为腹主动脉瘤。腹主动脉瘤好发于老年男性,男女之比为 10 ∶ 3,尤其是吸烟者,吸烟会显著增加动脉瘤破裂风险。绝大多数的腹主动脉瘤为肾动脉水平以下的病变。临床表现为腹部可摸到搏动性肿块,腹痛不明显,常常是瘤体压迫或侵蚀邻近组织引起的临床症状。

(一)护理措施

1. 术前护理

严密监测患者血压情况并控制患者血压在正常范围内,防止血压突然升高而引起瘤体破裂。

做好心理护理,消除患者紧张情绪,防止由于情绪紧张而引起的血压升高。

嘱患者卧床休息,防止由于剧烈活动或外伤引起的瘤体破裂。

密切观察患者腹痛情况。突发性剧烈腹痛是破裂的先兆。

嘱患者减少增加腹内压的因素,如咳嗽、打喷嚏、便秘等。

2. 术后护理

介入术后应给予患者半坐卧位,切口用沙袋压迫 6 ~ 8 h,双下肢平伸制动 12 h,平卧 24 h,术后 48 h 可适当下床活动。

严密监测患者生命体征,给予低流量吸氧,控制血压,观察有无发热、腹痛以及尿量和下肢血运情况,预防术后并发症。

全麻患者当日禁食,第 2 d 可进流食,以后改普食。

遵医嘱使用抗凝药物,定时复查出凝血时间,注意观察患者有无出血倾向。

(二)健康教育

嘱患者戒烟、戒酒。

嘱患者适当活动以促进心肺功能的恢复。

嘱患者保持心情愉快。

嘱患者按时服用药物,控制血压。

嘱患者防止便秘,避免腹压增高。

四、急性动脉栓塞

急性动脉栓塞是指来自心脏、近端动脉壁,或者其他来源的栓子随动脉血流冲入并栓塞远端直径较小的分支动脉,继而引起此动脉供血脏器或肢体的缺血性坏死,多见于下肢,严重者最终将导致截肢。其临床表现为急性肢体缺血征象:疼痛、感觉异常、麻痹、无脉、苍白,即"5 P"征。

(一)护理措施

1. 术前护理

嘱患者绝对卧床,减少活动,患肢体位应比心脏平面稍低,注意密切观察患者生命体征和患肢病情变化,并做好记录。

嘱患者注意患肢保暖，忌热敷及冷敷。

伴有心功能不全者给予氧气吸入，配备急救物品及药品。

按血管外科手术术前为患者进行常规护理。

2. 术后护理

监测患者心脏、肺、肾功能，主要为生命体征及尿量。

维持患者体内酸碱平衡，及时纠正水、电解质紊乱。

必要时遵医嘱使用镇痛药以缓解疼痛。

严密观察患者患肢血供情况、颜色、温度、动脉搏动、感觉，监护患者的心功能变化。

注意保护患者，防止外伤，忌冷敷、热敷。

指导患者进低脂、低胆固醇、清淡的饮食。

（二）健康教育

嘱患者遵医嘱服用抗凝药物，监测出凝血时间。

嘱患者避免长时间处于同一体位，避免久坐。

嘱患者禁烟、禁酒。

五、雷诺综合征

雷诺综合征是由于寒冷或情绪激动引起发作性的手指（足趾）苍白、发紫，然后变为潮红的一组综合征。没有特别原因者称为特发性雷诺综合征；继发于其他疾病者，则称为继发性雷诺综合征。

（一）护理措施

1. 术前护理

心理护理：安慰患者，讲解疾病相关知识，保持患者情绪稳定。嘱患者保持乐观生活态度，避免情绪激动。

患肢护理：嘱患者在秋末至春初的季节内，注意防寒保暖，尽量避免接触冷水及冰冷物体，减少寒冷刺激引起的小动脉痉挛。发作时，可将患肢浸泡于温水中，温度以 32 ~ 40 ℃ 为宜，不宜过热。冬季应穿戴宽松、柔软的棉手套，不宜戴有弹性的手套。

戒烟：有吸烟习惯的患者应戒烟，以减少烟碱刺激引起的血管痉挛而使病情反复。

药物治疗：遵医嘱应用扩张血管药物，并观察用药后疗效及有无低血压等发生。

术前准备：术前要进行适应性锻炼，夏末开始接触凉水并同时擦揉患肢远端。在进行低温适应性锻炼过程中引起疾病发作者，应及时终止。

2. 术后护理

执行臂丛或全麻术后护理常规。

病情观察：监测生命体征，行胸交感神经节切除术后观察患者有无呼吸困难，保持呼吸道通畅。

患肢护理：交感神经切除会引起患肢排汗减少，手或足干燥、粗糙者，可涂甘油，以保护皮肤。另外，注意患肢保暖。

（二）护理问题

1. 疼痛

与指、趾动脉功能性痉挛造成远端组织暂时性缺血有关。

2. 知识缺乏

缺乏本病的预防知识。

3. 潜在并发症

皮肤硬化、常见溃烂和坏疽。

六、淋巴管炎

淋巴管炎多数是通过局部创口或溃疡感染细菌所致，也有一些患者没有明确的细菌侵入口，感染是从淋巴管传播到局部的淋巴结。本病多见于四肢，往往有一条或数条红线向近侧延伸，沿行程有压痛，所属淋巴结可肿大、疼痛，严重者常伴有发热、头痛、全身不适、食欲缺乏及白细胞计数增多，故早诊断、早治疗是关键。

（一）护理措施

1. 病情观察

血栓性静脉炎：肢体感染者，嘱其卧床休息，抬高患肢，定时翻身，适当活动关节，防止血栓性静脉炎发生。

脓毒症：密切观察生命体征变化，注意患者有无头痛、头晕、寒战、高热、心率增快、呼吸急促、意识障碍等变化；及时监测血常规及血培养结果，监测患者的体温变化，并详细记录。高热时先给予物理降温，必要时给予药物降温。对需要进行脓肿切开引流者，观察伤口有无分泌物，保持伤口敷料清洁干燥。发现异常应及时报告医生处理，并给予相应护理。

2. 药物护理

遵医嘱及时、合理使用抗生素治疗以控制感染。当局部皮肤要使用药物外敷时，应正确使用外敷药，遵医嘱正确使用扩张血管药物，改善微循环，防止血管痉挛而影响血运。注意观察药物不良反应。

3. 功能锻炼

卧床期间指导患者或家属协助其行足背伸屈运动，促进静脉、淋巴回流。鼓励患者适当活动，可进行短距离行走锻炼。

（二）健康教育

1. 行为指导

指导患者保持皮肤清洁、干燥。积极预防和治疗原发病灶，如扁桃体炎、足癣和手癣、各种皮肤损伤及皮肤、皮下化脓性感染等。

2. 复查指导

出院后 1 ~ 2 个月到医院复查，告知患者出现全身不适、寒战、发热、头痛、乏力、食欲缺乏等全身症状时，应及时复诊。

七、深静脉血栓

深静脉血栓是指血液非正常地在深静脉内凝结，属于下肢静脉回流障碍性疾病。血栓形成大都发生于制动状态（尤其是骨科大手术后）。致病因素有血流缓慢、静脉壁损伤和血液高凝状态三大因素。血栓形成后，除少数能自行消融或局限于发生部位外，大部分会扩散至整个肢体的深静脉主干，若不能及时诊断和处理，多数会演变为血栓形成后遗症，长时间影响患者的生活质量；还有一些患者可能并发肺栓塞，造成极为严重的后果。

（一）护理措施

1. 术前护理

嘱患者急性发病后 10 ~ 14 d 绝对卧床休息，防止血栓脱落，引起肺栓塞。

抬高患肢 30°，以促进静脉回流，鼓励患者做足背伸屈运动。

在使用抗凝剂（如肝素）期间应监测出凝血时间，观察有无牙龈出血、血尿、皮肤紫癜等出血倾向，避免因用量过大而引起大出血。

疼痛护理：疼痛时禁止热敷、按摩患肢，必要时给予镇痛药物。

2. 术后护理

体位：卧位抬高患肢 30°，以利于静脉回流。

监测生命体征。

饮食：低脂、粗纤维饮食，保持大便通畅，术后鼓励患者多饮水，加速造影剂的排泄。

药物护理：术后给予抗凝溶栓药物，应注意观察患者有无出血倾向，如伤口渗血、牙龈出血、鼻出血、血尿、血便、呕血等。

静脉置管溶栓护理：术后绝对卧床，患肢穿刺处持续弹力绷带加压包扎，以防脱管，避免患肢屈曲，保持置管通畅。

观察重点：①观察患者伤口敷料情况，注意观察穿刺部位有无渗血、血肿形成。②观察患者患肢皮肤的温度、颜色、感觉，动脉搏动情况及肿胀消退情况。

主要并发症的护理：①术区出血或血肿。采取压迫止血法后，嘱患者术侧下肢保持伸直位，观察术区有无出血、渗血或血肿；必要时重新包扎并适当延长肢体制动时间。②肺栓塞患者如果出现胸痛、心悸、呼吸困难及咯血等症状，立即给予平卧位，避免剧烈翻动，给予高浓度吸氧、心电监护，积极配合抢救。

（二）健康教育

嘱患者按时服药，定期复查；绝对禁烟；指导患者正确使用弹力袜以减轻症状，避免长距离行走及站立，患肢肿胀不适时应及时卧床休息，并抬高患肢。

八、锁骨下动脉盗血综合征

锁骨下动脉盗血综合征是指在锁骨下动脉或头臂干的椎动脉起始处的近心段有部分的或完全的闭塞性损害，由于虹吸作用，患侧椎动脉中的血流逆行，进入患侧锁骨下动脉的远心端，导致椎 – 基动脉缺血性发作和患侧上肢缺血性的症候。可有脑缺血或上肢缺血症状。临床表现如下：①肢体供血不足，运动时上肢易疲劳，肢体发凉或疼痛，脉搏减弱甚至无脉，血压低于健侧 20 mmHg（2.7 kPa）以上，有时在锁骨上窝可闻及血管杂音。②脑供血不足，可引起神经症状，如眩晕、视觉障碍、小脑功能失调、一过性运动麻痹以及头痛。

（一）护理措施

1. 术前护理

保证患者安全，防止外伤。由于患者有一过性脑缺血表现，易出现昏厥，故患者做各种检查时要有医护人员陪同。

嘱患者患侧肢体减少活动，减少脑缺血引起的一系列不适。给予必要的生活护理帮助。

2. 术后护理

监测患者生命体征变化，尤其应注意神志精神变化，观察有无颅内压增高症状，判断有无内出血症状，及时发现病情，及时处理。

观察患者患肢感觉和活动情况并与术前比较。观察左右两侧肢体血压变化情况。

嘱患者颈部 24 h 内减少活动，避免出血及人工血管扭曲。两周内避免颈项剧烈运动，以利于血管内膜生长。

观察患者有无出血、颅内压增高、颅内出血等并发症。

（二）健康教育

嘱患者术前减少活动，术后 24 h 内避免颈部活动。术后两周内避免颈部剧烈运动。两周后适当增加运动，以促进血液循环。

第四节　神经外科护理

一、脑膜瘤围术期护理

脑膜瘤是起源于脑膜及脑膜间隙的新生物，属良性肿瘤，生长慢，病程长。手术切除是最有效的治疗手段。

（一）护理评估

1. 一般评估

评估患者的神志、生命体征、心理状态、皮肤等。

2. 专科评估

评估患者的颅内压、瞳孔、神经症状、肢体运动功能、癫痫发作的类型等。

（二）术前护理要点

1. 降低颅内压治疗的护理

脱水降低颅内压治疗可以缓解患者头痛、呕吐症状，争取治疗时间。头痛的患者需卧床休息，严重头痛的患者应绝对卧床休息，抬高床头 15°～30°，以利于颅内静脉回流，减轻脑水肿。持续或间断吸氧，改善脑缺氧，使脑血管收缩，降低脑血流量。

2. 饮食调整

应选择营养价值高的食物，如牛奶、鸡蛋、鱼，富含维生素的水果、蔬菜等，以增强机体抵抗力。术前应禁食 12 h，禁水 6 h，以防在术中因呕吐发生误吸和窒息。

3. 心理护理

患者入院后，主动向患者介绍环境、主治医生和主管护士，使患者尽快熟悉病区环境。由于患者对颅脑手术存在恐惧心理，应耐心解释手术的必要性及并发症的预防和手术前后的注意事项，以取得家属及患者的积极配合，使患者以最佳状态接受手术治疗。

4. 术前备血及术前用药

脑膜瘤患者术前应充分备血，因脑膜瘤血供极为丰富，以备术中遇到大出血，能够及时补充，增强患者对手术的耐受力；术前行全脑血管造影检查可以充分了解肿瘤的血供来源，以及与周围血管间的关系，以减少术中出血和术后并发症。术前 30 min 至 2 h 静脉给予抗生素，肌内注射地西泮 10 mg、阿托品 0.5 mg。

（三）术后护理要点

1. 一般护理

患者术毕回病房后，立即给予吸氧、心电监护 24 ~ 48 h，记录患者每小时的血压、脉搏、呼吸情况。定时观察神志变化，瞳孔的大小、形态及对光反射，以及两侧是否等大等圆。有变化时，及时汇报医生并积极配合抢救。

2. 体位

全麻未清醒的患者取平卧位，头偏向健侧，保持呼吸道通畅，以免呕吐物反流入气管；意识清醒、血压平稳后可采取 15° ~ 30° 头高位，以利于颅内静脉回流，降低颅内压力，严格执行无菌操作。

3. 饮食

术后以高蛋白、高热量、高维生素和易消化的饮食为主。全麻清醒后，吞咽功能正常的患者术后给予半流食；昏迷患者给予鼻饲流食。

4. 伤口的观察与处理

术后密切观察患者伤口敷料，如渗血渗液较多，枕上可置无菌纱垫，湿透的敷料应及时更换。

5. 脑室外引流管

脑膜瘤切除术后通常需进行脑室外引流、瘤腔引流、硬膜下引流。对于脑室外引流的患者，应严格掌握引流管的高度，引流管的出口应高于脑室 15 ~ 20 cm，过高可致引流不畅，使颅压增高；如果过低，可使脑脊液引流过快导致颅压过低，也可引起头痛症状，应严密观察引流液的性状、量、颜色。如引流液流出速度过快、颜色逐渐变红提示颅内有出血的可能，应及时通知医生处理。

6. 术后并发症的护理

面部感染：面神经麻痹时，患者的患侧眼睑不能闭合，白天应给患者戴眼罩以免强光和异物的伤害，患者流泪时用无菌纱布擦抹，不用手揉搓；餐后应漱口，以免食物残渣留在口腔引起口腔感染。

视力障碍：对于视力障碍的患者应将用物放在其随手可以拿到的地方，移开热水瓶、小刀等物品，防止发生意外，外出时有人陪伴，保持地面清洁干燥。

吞咽困难及呛咳：轻度吞咽困难的患者进食时应将头偏向一侧，防止发生误吸。进糜食类，不要过稠过硬，以便发生误吸后可将食团咳出；对于严重吞咽困难患者应留置鼻饲管，给予鼻饲饮食。

癫痫：①预见性护理。嘱术前有癫痫发作史的患者，保持稳定情绪，禁服兴奋的药物、保证充足的睡眠、病房保持安静舒适、减少探视等，消除或减少诱发癫痫的因素。②发作时护理。护士应到床旁守护，将患者头偏向一侧，采取防止窒息的措施，保证呼吸道通畅，给予高流量吸氧，改善脑缺氧状态。发作时禁止强行按压患者四肢；加床档防止坠床；病室保持安静且光线宜暗；遵医嘱准确及时地应用抗癫痫及镇静药物。③发作后护理。密切观察患者，保持患者呼吸道通畅（必要时用口咽通气导管）。同时告知家属减少诱发癫痫的因素。

（四）健康教育

嘱患者遵医嘱定时定量服药，不可突然停药、改药或增减药量，特别是抗癫痫药。

嘱患者定期（3～6个月）门诊复查。

嘱患者增加营养，注意休息，劳逸结合，预防感冒。

嘱患者注意安全，外出有专人陪伴。

二、全脑血管造影术围术期护理

全脑血管造影术是将含碘的造影剂注入股动脉或椎动脉，通过数字减影血管造影（DSA）显示出脑血管的形态、分布、走行、位置的改变，从而分析和判断颅内血管病变的部位及性质。

（一）护理评估

1. 一般评估

评估患者的起病形式，有无诱因，检查及治疗经过，心理社会状况。

2. 专科评估

评估患者的瞳孔、意识、精神状态、头痛程度、颈项强直状况等。

（二）术前护理要点

1. 常规准备

术前应做好常规检查，包括血型、肝肾功能、凝血功能、血生化及心电图、肺功能、计算机体层摄影血管造影（CTA）。有严重出血倾向的及严重心、肝、肾功能不全或严重动脉粥样硬化的患者禁忌行造影术。

2. 消化道准备

嘱患者术前禁食 12 h，禁水 6 h。

3. 术区备皮范围

备皮区域要求上至脐水平，下至大腿上 1/3，两侧至腋中线包括会阴部。

4. 术前用药

术前 30～120 min，遵医嘱为患者肌内注射地西泮 10 mg，以减轻患者的紧张情绪。

5. 术前心理疏导

全脑血管造影术是一种创伤性检查，虽然操作简单、安全，但由于采用局部麻醉，患者在完全清醒的状态下进行手术，术中有一定的痛苦，难免产生顾虑和恐惧心理，易造成血压升高或脑血管痉挛，影响造影效果。术前 1 d 应与患者及家属及时沟通，认真倾听患者的要求，了解其心理状态，应耐心地解答患者及家属提出的有关问题，简单介绍造影的程序，可介绍介入成功的典型病例，使患者精神放松，消除患者及家属顾虑，以取得其良好的配合，保证手术顺利进行。

（三）术后护理要点

1. 休息与卧位

患者术后绝对卧床休息 24 h，常规术后髋关节制动至拔鞘后 12 h；如患者应用血管缝合器，嘱患者 4 h 后再下床常规活动，避免剧烈运动。告知患者卧床休息及髋关节制动的重要性及必要性使其积极配合，指导并教会家属按摩腰背部肌肉的方法，以减轻患者因卧床导致的不适感。

2. 注意穿刺点及穿刺侧肢体血供情况

反复穿刺后术中压迫止血不彻底、术后穿刺部位活动度大等原因易引起出血或渗血，注意股动脉穿刺点敷料有无出血、渗血。密切观察患者穿刺侧肢体皮肤颜色、温度、足背动脉的搏动情况，以及肢体感觉的变化。如出现搏动减弱或消失、皮肤发绀、皮温降低、肢体发麻等症状可能是包扎过紧或栓塞所致，应及时将绷带放松，以防肢体坏死。

3. 饮水与尿量

造影后鼓励患者多饮水（每日不少于 2 000 mL），昏迷患者由胃管注入。观察并记录患者术后 24 h 尿量，保持出入量平衡。患者若术后不习惯床上排尿或精神过度紧张而致尿潴留，可以通过改变体位（取侧卧位，但术侧肢体不能弯曲）、下腹部热敷或诱导排尿，以促进造影剂的排出，减少造影剂对肾脏的损伤。

4. 生命体征监护

术后持续心电监护 24 h，密切观察患者心率、血压的变化，经常询问患者有无不适。心率、血压控制在患者基础心率、血压的 2/3 为宜。

5. 造影术后并发症的观察及护理

局部出血和血肿：小的血肿可自行吸收，大的血肿应即刻给予包扎、沙袋加压或行血肿清除术，嘱患者绝对卧床休息，使血肿逐渐消退。

颅内血肿：由于手术是在全身肝素化的情况下进行，术后如患者出现血压高、心率慢、呼吸慢，应警惕有无颅内出血的可能，并及时通知医生处理。

脑过度灌注综合征：脑血管狭窄介入治疗后，病变血管开通，血容量急剧增加，可能出现脑过度灌注综合征而造成患者出现心慌、胸闷、出冷汗、头痛等情况，应及时与医生取得联系。

下肢动脉栓塞：术后平卧 24 h，局部包扎、沙袋加压固定，髋关节制动等易引起下肢动脉栓塞，造影后应询问患者有无下肢疼痛、麻木等现象，若术侧足背动脉搏动较对侧明显减弱和下肢疼痛明显，应及时报告医生，给予处理。

（四）健康教育

伤口护理。嘱患者穿刺部位 3 d 之内保持干燥，避免大、小便污染。

嘱患者严格遵医嘱服药，切忌自行停药、改药。

嘱患者戒烟、戒酒，加强营养，忌辛辣食物，保持大便通畅。

嘱患者适度进行康复锻炼，提高机体免疫力，但避免强烈运动。

嘱患者 3 ~ 6 个月门诊随访、住院复查 DSA 或 CTA，如有头痛、头晕应立即来医院复诊。

三、颅脑外伤

颅脑外伤是外界暴力直接或间接作用于头部所造成的损伤。按损伤后脑组织是否与外界相通分为开放性和闭合性损伤。常见的脑外伤有头皮裂伤、头皮撕脱伤、头皮血肿、颅骨骨折、脑震荡、脑挫裂伤、颅内血肿等。受伤后有不同程度的头痛、呕吐、视盘水肿及意识、思维、感觉、运动障碍。颅脑外伤病情复杂、变化快，易引起不良后果，部分患者需手术治疗。

（一）护理措施

1. 术前护理

病情观察：严密观察患者生命体征及意识、瞳孔、肢体活动情况，及时判断是否出现休克、脑疝。

吸氧：保持呼吸道通畅，防止分泌物、呕吐物引起窒息，舌后坠者应放置口咽通气道，必要时行气管切开或气管插管。

迅速建立静脉通道：为脑疝患者立即快速静脉滴注脱水药，静脉补液时速度宜慢。

积极做好术前准备：剃头、备血、皮试，留置尿管，床旁心电监护及遵医嘱应用术前药物等。

纠正休克：患者出现休克，采取中凹卧位，迅速补充血容量，严密观察血压及尿量。

预防颅内感染：对开放性颅脑损伤患者应及时清创和常规应用抗生素。有脑脊液耳漏、鼻漏者头偏向患侧，保持耳、鼻孔及口腔清洁，避免挖鼻孔、剧烈咳嗽，严禁填塞，冲洗及经鼻吸痰和插胃管。预防性应用破伤风抗毒素，定时测体温，密切观察有无颅内感染征象。

基础护理：昏迷患者及生活不能自理的患者应做好基础护理，如口腔护理、雾化吸入、尿管护理、胃管护理等。

2. 术后护理

卧位：术后嘱患者平卧并抬高床头 15° ~ 30°，以利于静脉回流，减轻脑水肿。

病情观察：吸氧、心电监护，严密监测患者生命体征、意识、瞳孔等，做好记录。

遵医嘱给予脱水药：降低患者颅内压，减轻脑水肿。

营养支持：术后常采用静脉输液的方式为患者补充热量，输液一般不宜过多、过快，以防止脑水肿发生或发展。以后可根据患者意识状态和胃肠功能改为鼻饲或经口营养。

高热护理：体温高时给予药物及物理降温，对中枢性高热患者多以物理降温为主，如温水擦浴、乙醇擦浴，应用冰袋、冰毯等。

保持头部引流管通畅：观察引流液的颜色、性质和量，出现异常及时报告医生采取措施，外出检查时要夹闭头部引流管。

观察有无消化道出血及其他并发症，对顽固性呃逆者，应警惕胃出血。

保持伤口敷料清洁干燥，保持伤口引流通畅，观察颜色、量、性质，进行各项护理操作时勿反折及挤压引流管。

预防并发症：①昏迷患者应定时叩背排痰，清理呼吸道，根据需要及时吸痰，预防坠积性肺炎。②定时翻身，做好皮肤护理，预防压力性损伤。③对躁动、不配合、留置有各种管道的患者进行保护性约束，加用床挡，悬挂提示牌，防止意外发生。同时取得患者家属的理解，签署告知书，保障患者安全。④眼睑闭合不全者应涂眼膏保护，预防角膜炎。⑤口服抗癫痫药者应坚持遵医嘱服药，经 1～2 年逐步减量，不能单独外出。

做好基础及生活护理：①禁食及鼻饲的患者，应每日行口腔护理两次。对于鼻饲患者应协助患者进食、水，及时与患者家属沟通，使患者及其家属尽早接受饮食形式的改变。对于鼻饲患者应注意保持管路通畅，定时回抽胃液，观察有无异常胃内容物，发现异常应及时报告医生给予处理。②保持患者呼吸道通畅，协助患者翻身、拍背、有效咳嗽，必要时吸痰，痰液黏稠时遵医嘱给予雾化吸入并认真记录痰液的颜色、性状和量。③留置尿管的患者，应每日进行尿管护理两次。保持管道通畅并妥善固定，观察并记录引流液的颜色、性质和量，发现异常及时通知医生采取措施。

为患者提供与护理相关的健康指导和功能锻炼，如肢体的功能锻炼、吞咽功能锻炼、发音训练、防病及自我保健的方法等。

准备好各种抢救药品、仪器、用物，以备随时急用。

（二）护理问题

1. 疼痛

与颅内压增高有关。

2. 急性意识障碍

与颅内压增高有关。

3. 清理呼吸道无效

与意识障碍有关。

4. 有感染的危险

与脑脊液外漏有关。

5. 有受伤的危险

与术后意识不清、躁动有关。

6. 有废用综合征的危险

与意识和肢体功能障碍及长期卧床有关。

7. 有皮肤完整性受损的危险

与长期卧床有关。

8. 潜在并发症

颅内压增高、脑疝及癫痫发作等。

四、脑出血

脑出血是指非外伤性脑实质内血管破裂引起的出血，占全部脑卒中的 20% ～ 30%，急性期病死率为 30% ～ 40%。发生的原因主要与脑血管的病变有关，即与高血脂、糖尿病、高血压、血管的老化、吸烟等密切相关。脑出血的患者往往在情绪激动、费劲用力时突然发病，早期死亡率很高，幸存者中多数留有不同程度的运动障碍、认知障碍、言语障碍、吞咽障碍等后遗症。

（一）护理措施

1. 术前护理

严密观察患者生命体征及意识、瞳孔、肢体活动情况，及时判断是否出现脑疝。

保持患者呼吸道通畅，防止分泌物、呕吐物堵塞气道引起窒息，舌后坠者应放置口咽通气道，必要时行气管切开。

迅速建立静脉通道，为脑疝患者立即快速静脉滴注脱水药。

积极做好术前准备：备皮、备血、皮试及遵医嘱术前应用药物等。

告知家属绝对卧床的重要性，减少搬动，躁动者给予保护性约束，防止意外发生。

脑出血昏迷的患者禁食 24 ～ 48 h，以防止呕吐物反流至气管造成窒息及吸入性肺炎。

2. 术后护理

卧位：术后嘱患者平卧并抬高床头 15°～ 30°，以利于静脉回流，减轻脑水肿。吸氧可改善脑缺氧，减轻脑水肿。翻身时动作要轻，尽量减少搬动。

病情观察：严密观察患者生命体征及意识、瞳孔、肢体活动情况，及时判断是否出现脑疝。术后 24 h 易再次出血，若患者意识障碍程度加重、脉搏缓慢，同时血压增高，要考虑再次出血可能，应及时通知医生处理。

做好基础护理：加强口腔、皮肤护理及呼吸道护理，定时翻身，避免一个部位长时间受压，翻身时采取正确的方法，保持清洁，预防并发症。及时清理大小便，准确记录，及时修剪指甲、清理胡子，帮助患者维持个人卫生。

营养支持：术后常采用静脉输液补充热量，输液一般不宜过多、过快，以防止脑水肿发生，以后可根据患者意识状态和胃肠功能改为鼻饲或经口营养。

血肿腔引流的护理：注意引流液量及颜色的变化，如引流量突然增多，考虑颅内再次出血，一般脑室引流管引流 1 周左右，待脑脊液颜色恢复正常，试夹闭引流管后颅内压正常时即可拔管。

骨窗护理：责任护士告知患者及其家属术区骨窗的术后结构改变，易受伤，注意保护。另外，骨窗只有头皮覆盖，可观察颅内压变化情况。

术后出现偏瘫和失语：①指导患者进行肢体主动或被动锻炼，防止肌肉萎缩，根据病情可逐渐增加活动量。②发音训练，可从单字发音起，并经常收听广播、音乐。

嘱患者保持大便通畅，必要时应用缓泻剂。

做好心理护理，避免情绪激动及剧烈运动。

（二）护理问题

1. 急性意识障碍

与颅内压增高有关。

2. 清理呼吸道无效

与意识障碍有关。

3. 感染的危险

与脑出血术后留置管道有关。

4. 有受伤的危险

与术后意识不清、躁动有关。

5. 有废用综合征的危险

与意识和肢体功能障碍及长期卧床有关。

6. 有皮肤完整性受损的危险

与长期卧床有关。

7. 潜在并发症

颅内压增高，再次出现脑出血。

五、颅内血管性疾病

颅内血管性疾病主要有颅内动脉瘤、颅内动静脉畸形等。血管一旦破裂出血，血液流至蛛网膜下隙，患者可突然出现头痛、呕吐、意识障碍、癫痫样发作、脑膜刺激征等症状。本病以手术治疗为主。

（一）护理措施

1. 术前护理

病情观察：严密观察患者生命体征、瞳孔、意识变化，及早发现出血情况，尽早采取治疗措施。

积极做好术前准备：备皮、备血、皮试等。

嘱患者绝对卧床，减少搬动及外界刺激，避免情绪激动、剧烈运动、用力排便、咳嗽等诱发颅内压增高的因素，必要时给予缓泻剂，预防再次出血。

对伴发癫痫者，要注意患者安全，防止受伤，保持呼吸道通畅，并给予吸氧，记录抽搐时间，遵医嘱应用抗癫痫药。给予保护性约束，防止意外。

2. 术后护理

卧位：嘱患者取平卧位并抬高床头15°～30°，以利于静脉回流，减轻脑水肿。

病情观察：严密监测患者生命体征、意识、瞳孔等，做好记录。

遵医嘱给予脱水药，降低患者颅内压，减轻脑水肿。

保持呼吸道通畅：及时清除患者呼吸道分泌物，持续低流量给氧。

观察肢体活动及感觉情况，与术前对比有无改变；发现异常应及时采取措施。

饮食护理：鼓励患者进食富含维生素、蛋白质、纤维素的食物，增强身体抵抗能力，预防便秘。

加强心理护理：减少刺激，防止癫痫发作，备好保护性用品及抢救物品，防止意外发生。

对长期卧床，活动量较少的患者应做好基础护理，预防皮肤、呼吸道、泌尿系统等并发症。协助并指导患者做好面部清洁、会阴冲洗、翻身、叩背、有效咳嗽，协助并指导患者使用便器、更衣及进食水。

（二）健康教育

嘱患者养成健康的生活习惯，避免暴饮暴食，注意饮食卫生。

嘱患者合理安排休息活动，保持精神愉快，促进康复。

嘱患者指导患者及家属学会疾病的基本保健知识，预防并发症的发生，如有不适应及时返院。

六、椎管内肿瘤

椎管内肿瘤是指发生于脊髓本身及椎管内与脊髓邻近的组织的原发性或继发性肿瘤的总称。临床上按其与脊髓和硬脊膜的关系分为髓内、髓外硬脊膜下和硬脊膜外肿瘤。肿瘤可发生在脊椎的任何节段，发生于胸段者最多，约占半数，颈段约占 1/4，其余分布在腰髓段及马尾。椎管内肿瘤可发生于任何年龄，发病高峰年龄为 20 ~ 50 岁，男性较女性发病率略高。

（一）护理措施

1. 术前护理

皮肤护理：预防压力性损伤，每 2 h 为患者翻身 1 次，同时应保持患者皮肤清洁干燥，经常按摩骨隆突处，侧卧时背部垫软枕。

安全护理：指导患者卧床休息，加用床档，防止跌倒。严格掌握热水袋、冰袋使用指征，防止烫伤、冻伤。

大小便护理：协助并指导患者使用便器，及时清理大小便，保持患者会阴部清洁，为尿失禁患者留置尿管，便秘患者使用缓泻剂。

术前准备：遵医嘱完善各项术前准备。

心理护理：加强与患者沟通，了解其心理状态。

加强营养：嘱患者多进食新鲜水果、蔬菜，保证摄入足够水分。

2. 术后护理

卧位：嘱患者平卧或侧卧，防止压力性损伤发生。采用轴线法翻身，翻身时保证头、颈、脊柱呈一条直线，必要时可戴颈托固定。

病情观察：监测患者生命体征变化，高颈段肿瘤者注意呼吸情况，必要时备气管插管、气管切开包、呼吸机等；注意伤口有无渗血，渗血多时应及时更换敷料。

按要求巡视病房，观察患者肢体感觉运动障碍程度有无改善。如出现背部及四肢疼痛、感觉障碍平面上升、四肢肌力下降，提示有出血、水肿的可能。

高热护理：发现患者体温高时应及时报告医生，观察并记录热型，遵医嘱给予药物及物理降温，对中枢性高热者多以物理降温为主，如温水擦浴、乙醇擦浴，应用冰袋、冰毯等。

饮食护理：鼓励患者进食含维生素、蛋白质、纤维素的食物，预防便秘。

用药：遵医嘱适当给予镇痛药。

预防并发症：①鼓励患者深呼吸、有效咳嗽，防止肺部感染。②马尾部肿瘤患者常伴有直肠膀胱括约肌功能障碍，术后应为患者留置导尿管并鼓励患者多饮水，防止尿路感染。③指导患者进行康复锻炼，防止肌肉萎缩。

（二）护理问题

1. 恐惧

与担心手术效果有关。

2. 疼痛

与颅内压增高有关。

3. 有感染的危险

与手术后伤口及留置导尿管有关。

4. 低效性呼吸形态

与颈胸段脊髓损伤有关。

5. 躯体移动障碍

与脊髓肿瘤有关。

6. 知识缺乏

缺乏所患疾病的相关知识。

七、气管切开术后护理

气管切开术是切开颈段气管，放入金属气管套管，以解除喉源性呼吸困难、呼吸功能失常或下呼吸道分泌物潴留所致呼吸困难的一种常见手术。目前，气管切开有 4 种方法：①气管切开术。②经皮气管切开术。③环甲膜切开术。④微创气管切开术。临床医生均应掌握这一抢救技能。

（一）护理措施

1. 体位

保持颈部舒展勿扭转，变换体位时注意套管的位置，严防脱出。

2. 病情观察

定期测量患者生命体征，注意有无出血、皮下气肿或发绀等情况。

3. 气道管理

保持患者呼吸道通畅，痰多时应及时吸出，吸痰操作每次不超过 15 s，仔细观察痰液的颜色、气味、性状及量。协助患者每 1 ~ 2 h 翻身、叩背，使痰液松动易吸出。痰多黏稠时，给予雾化吸入每日 2 ~ 4 次，每次 15 ~ 20 min。

持续给氧，吸痰时应先加大氧浓度并注意观察患者血氧的变化。

4. 预防感染

严格无菌操作，做到一人一次一管。先吸气道内的痰液，再清除患者口腔、鼻腔内的痰液及分泌物。

保持喉垫清洁，每日更换 1 ~ 2 次，分泌物多时应随时更换，同时观察患者切口皮肤有无红肿、渗液及渗血等。

如使用金属套管，内套管用高压蒸汽灭菌后，每日更换 2 ~ 3 次，堵塞时及时更换。

套管口覆盖 2 ~ 4 层的湿纱布，保持湿润，防止吸入灰尘等异物。

保持室内空气清新，温度、相对湿度适宜，经常洒水，定时紫外线消毒。

口腔护理每日 2 次，预防口腔感染等并发症。

5. 其他

系带无弹性，松紧以放入 1 ~ 2 指为宜。系带变松，应重新打结，以免套管脱出。意识不清的患者可保护性约束双手，以免自行将套管拔出。

拔管：先试行堵管 24 ~ 48 h，无呼吸困难者可拔管。

备齐急救药品和物品，吸痰物品应置于床头。

（二）护理问题

1. 清理呼吸道无效

与意识障碍有关。

2. 潜在并发症

感染：与气管切开有关。

第三章　临床诊治与日常生活护理

体温、脉搏、呼吸和血压是机体内在活动的客观反映，是判断机体健康状态的基本依据和指标，临床称为生命体征。正常人的生命体征相互之间有内在联系，并且呈比例，相对稳定在一定范围之内。机体在致病菌因子作用下，一般是体温、脉搏、呼吸和血压首先出现不同程度的异常，反映疾病发生、发展的动态变化。因此，监测并及时正确地记录生命体征，为临床正确诊断、及时治疗及护理提供第一手资料和依据，是护理工作的重要任务。

第一节　体温的评估与护理

一、正常体温的观察及生理性变化

人体内部的温度称为体温。保持恒定的体温，是保证新陈代谢和生命活动正常进行的必要条件。体温是物质代谢的产物。三大营养物质在氧化过程中释放的能量，其中 50% 左右的能量变为体热以维持体温，并以热能的形式不断散发于体外；另有 45% 的能量转移到三磷酸腺苷（ATP）的高能磷酸键中，供机体利用。机体利用的最终结果仍转化为热能散出体外。

正常人的体温是相对恒定的，它通过大脑和丘脑下部的体温调节中枢调节和神经体液的作用，使产热和散热保持动态平衡。在正常生理状态下，体温升高时，机体通过减少产热和增加散热来维持体温相对恒定；反之，当体温下降时，则产热增加而散热减少，使体温仍维持在正常水平。

正常体温：机体深部的体温较为恒定和均匀，称为深部体温；而体表的温度受多种因素影响，变化和差异较大，称为表层温度。临床上所指的体温是指平均深部温度。一般以口腔、直肠和腋窝的体温为代表，其中直肠体温最接近深部体温。

正常值：口腔舌下温度为 37℃（范围为 36.3 ~ 37.2℃），直肠温度为 37.5℃（比口腔温度高 0.3 ~ 0.5℃），所谓正常体温不是一个具体的温度点，而是一个温度范围。

生理性变化体温并不是固定不变的，可随性别、年龄、昼夜、情绪和运动的变化等因素而有所波动，但这种改变经常在正常范围内。

性别因素。一般女性较男性稍高，女性在月经前期和妊娠早期体温轻度升高，排卵期较低，这种波动主要与孕激素分泌周期有关。

年龄因素。新生儿体温易受外界温度的影响而发生变化。因为新生儿中枢神经系统发育尚未完善，皮肤汗腺发育不完全，从而导致体温调节功能较差，容易波动。儿童代谢快，体温可略高于成人。老年人由于代谢慢，故体温偏低。

昼夜因素。一般清晨2～6时体温最低，午后1～6时体温最高，其变动范围在0.5～1℃。这种昼夜有规律的波动，是由于人们长期的生活方式如活动、代谢、血液循环等相应的周期性变化所形成的。长期从事夜间工作者，周期性波动则表现为夜间体温升高，日间体温下降。

情绪与运动。情绪激动时交感神经兴奋，运动时骨骼肌收缩，均可使体温略有升高。

此外，外界气温的变化、进食等均可使体温产生波动。

二、异常体温的观察和护理

疾病、药物与其他因素（高热或寒冷环境）使体温调节中枢功能受损时，产热和散热的平衡关系发生变化，容易使人体出现异常体温。体温过高或过低都是异常现象。

（一）发热

病理性的体温升高超过一般人的正常范围称为发热。由于致热源直接作用于体温调节中枢，使体温中枢功能紊乱及各种原因引起的产热过多或散热减少所致。发热是疾病的常见症状，也是机体对致病因子的一种防御反应，但长期发热可使体内能量物质大量消耗。引起重要器官功能发生障碍。

1. 引起发热的原因

感染性发热临床上最常见，包括生物性病原，如细菌、病毒、立克次氏体、原虫、寄生虫等感染引起。

非感染性发热中枢性发热，包括体温调节中枢功能紊乱所致的发热（中暑、脑外伤）；吸收热（大面积烧伤、内出血）；变态反应性发热（风湿热、药物热、输液反应）；内分泌与代谢障碍所引起的发热（甲状腺功能亢进、失水）。

2. 发热程度的划分（以口腔温度为例）

低热：体温37.3～38.0℃，如结核病、风湿热。

中等热：体温38.1～39.0℃，如一般性感染性疾病。

高热：体温39.1～41.0℃，如急性感染疾病。

超高热：体温41℃以上，如中暑。

3. 发热的过程

体温上升期：其特点为产热大于散热。临床表现患者自感畏寒、无汗、皮肤苍白，是由于皮肤血管收缩，皮温下降所致。此期时间长短不一，有的几小时体温就上升到最高点，如肺炎双球菌性肺炎、疟疾等；也有的在数日内上升到最高点，如伤寒疾病等。

高热持续期：其特点为产热和散热在较高水平趋于平衡，体温维持在较高状态。患者表现为颜面潮红、皮肤灼热、口唇干燥、呼吸和脉搏加快，此期可持续数小时、数天甚至数周。

体温下降期（退热期）：其特点为散热增加而产热减少，体温恢复至正常调节水平。患者表现位大量出汗和皮肤温度下降。退热的方式有骤退和渐退两种。骤退型体温急剧下降；渐退型为体温逐渐下降。体温下降时，由于大量出汗体液丧失，老年体弱及心血管病者，易出现血压下降、脉搏细速、四肢厥冷等虚脱休克现象，应密切观察、加强护理。如果体温突然下降，脉搏、呼吸增快，全身症状加重，则是病情恶化的表现。若是体温下降，症状减轻，则表示病情好转，趋向正常。

4. 热型（根据患者体温变化的特点分类）

稽留热：体温升高达 39℃，持续数天或数周，日差不超过 1℃。常见于大叶性肺炎、伤寒、副伤寒等。

弛张热：体温在 39℃以上，24 h 内体温差达 1℃以上，最低体温仍超过正常。常见于风湿热、败血症、肝脓肿等。

间歇热：发热期与无热期交替出现，发热时体温骤然上升达 39℃，且伴畏寒，持续数小时或更长时间后下降至正常，退热时常伴大汗淋漓，经数小时或数日后再次发热。常见于疟疾、肾盂肾炎、淋巴瘤等。

有规则热：体温在一日内变化无规则，持续时间不定。常见于流行性感冒、肺结核、支气管肺炎等。

5. 对高热患者的观察及护理

卧床休息：高热时，代谢增快，进食少，消耗大，体质虚弱，故应卧床休息，减少活动。

保暖：发热早期，患者常伴畏寒，皮肤苍白，应调节室温，注意保暖，必要时给予热饮料。

心理护理：患者高热时易产生焦虑和恐惧心理，护士应体贴、安慰患者，及时有效地解除患者的躯体痛苦，以消除其不安心理。

物理降温：体温超过 39℃者，可用冰袋冷敷头部，体温超过 39.5℃时，可用乙醇擦浴、温水擦浴或做大动脉冷敷。物理降温半小时后观测患者体温，并做好记录及交班。

密切观察：高热患者应每隔 4 h 测量体温一次，注意观察患者的面色、脉搏、呼吸、血压及出汗等体征。小儿高热易出现惊厥，如有异常应及时报告医生。体温恢复正常 3 d 后，可递减为每日测两次体温。

营养和水分的补充：给患者营养丰富、易消化的流质或半流质饮食，鼓励少食多餐、多饮水。对不能进食者，遵医嘱予以静脉输液或鼻饲，以补充水分、电解质和营养物质。

口腔护理：高热患者唾液分泌减少，口腔黏膜干燥，当机体抵抗力下降时，极易引起口腔炎、舌炎和黏膜溃疡，应在晨起、睡前的饭后协助患者漱口或用棉球揩擦，防止口腔感染，口唇干裂者应涂油保护。

保持清洁：在退热过程中患者大量出汗，应及时擦干汗液，更换衣服及床单、被套、以防着凉。

（二）体温过低

体温低于正常范围称体温过低，常见于早产儿及全身营养衰竭的危重患者。前者由于体温调节中枢尚未发育成熟，对外界温度变化不能自行调节；后者则因末梢循环不良，特别是在低温环境中，如保暖措施不当，极易导致体温不升。

若发现上述情况，护理人员除应及时报告医生外，还应设法提高室温（以 24 ~ 26℃为宜），采取相应的保暖措施，如加盖被、足部放热水袋等，对老人、小儿及昏迷患者，应注意防烫伤，同时密切观察其生命体征的变化。

三、测量体温的方法

（一）体温

1. 水银体温计的种类及结构

种类：①口表。盛水银的端较细长，可做口腔或腋下测量。②肛表。盛水银一端呈圆柱形，用于直肠测温。

结构水银体温计由一根有刻度的真空玻璃毛细管构成，其末端有贮液槽，内盛水银。当水银槽受热后，水银膨胀而沿着毛细管上升，其高度和受热程度成正比。体温表的毛细管下端和水银槽之间有一凹缩处，可使水银柱遇冷不致下降。

体温计和刻度为 35 ~ 42℃，每 1℃ 之间分成 10 小格，每一小格表示 0.1℃，在相当于 0.5℃ 和 1℃ 的地方用较粗且长的线标示。在 37℃ 处则染以红色。

电子体温计（充电式）采用电子感温探头来测量温度，测得的温度直接由数字显示，读数直观，测温准确，灵敏度高。使用时只需将探头放入外套内，外套使用后丢弃。注意探头须插入外套顶端，置探头于患者的测量部位，如舌下热窝处维持 60 s，即可读数字。

化学点状体温计。此体温计内有若干化学单位，在 45 s 内能按特定的温度来改变体温表上点状的颜色。当颜色点从白色变成绿色或蓝色时，即为所测的体温。该体温计用后即丢弃，可避免交叉感染。

（二）测量方法

用物：体温计放入盘内（垫纱布）或体温篮内，纱布、记录本、笔和手表。

操作方法：测量前，先清点体温计总数，检查体温计有无破损，水银柱是否在 35℃ 以下。备好用物携至病床边，对初诊或新入院患者给予解释，以取得合作。

口腔测温：适用于成人，清醒、合作状态下，无口鼻疾患者。将口表水银端斜放于舌下热窝（舌系带两侧），嘱患者紧闭口唇，勿用牙咬，3 min 后取出，用消毒纱布擦净，看明度数，将体温计甩至 35℃ 以下，放回容器内，记录结果。

腋下测温：常用于昏迷、口鼻手术、不能合作患者和肛门手术者、腹泻婴幼儿。消瘦者不宜使用。解开患者胸前衣扣，轻揩干腋窝汗液，将体温计水银端放于腋窝深处紧贴皮肤，屈臂过胸，必要时托扶患者手臂，10 min 后取出，用消毒纱布擦净，看明度数体温计甩至 35℃ 以下，放回容器内记录结果。

直肠测温：常用于不能用口腔或腋下测温者。有心脏疾病患者不宜使用，因肛表刺激肛门后，可使迷走神经兴奋，导致心动过缓。嘱患者取患侧卧位，屈膝仰卧或俯卧位，露出臀部，体温计水银端涂润滑油，将体温计轻轻插入肛门 3 ~ 4 cm，3 min 后取出，用卫生纸擦净肛表，看明度数，将体温计甩至 35℃ 以下，放入消毒液内浸泡，协助患者取舒适体位，记录。

（三）注意事项

测量体温前后，应清点体温计数目，甩表时，勿触及他物，以防破碎。

凡给婴幼儿、精神异常、昏迷及危重患者测温时，应用手扶托体温计，防止失落或折断。患者睡眠时应唤醒后再测温。

患者进冷、热饮食，蒸汽吸入，面颊冷热敷等须隔 30 min 后方可口腔测温；沐浴、乙醇擦浴应隔 30 min 后方可腋下测量；灌肠、坐浴后 30 min 方可直肠测温。

发现体温与病情不相符合，应守护在患者身旁重测，必要时可同时进行口温和肛温对照。予以复查。

当患者不慎咬破体温计吞下水银时，应立即漱口，然后口服大量牛奶，使汞和蛋白质结合，以延缓汞的吸收，在不影响病情的情况下，可服用大量精纤维食物（如韭菜）或吞服内装棉花的胶囊，使水银被包裹而减少吸收，并增进肠蠕动，加速汞的排出。

患者体温过高或过低，应及时报告医生，严密观察，及时处理。

（四）体温计的清洁与消毒方法

体温计先以肥皂水和清水冲洗干净，擦干后全部浸于消毒容器内，5 min 后取出，放入另一个盛有消毒液容器内，30 min 后取出，用冷开水冲洗，再用消毒纱布擦干，存放于清洁的容器内备用。

肛表、腋表、口表要分别清洗与消毒。

切忌将体温计放在 40℃以上的温水中清洗，以免爆破。

消毒液和冷开水须每日更换，体温计及盛放的容器应每周进行一次彻底清洁和消毒。

（五）体温计的检查方法

体温计需定期检查其准确性。

方法：将所有体温计的水银柱甩至 35℃以下，于同一时间放入测试过的 40℃温水内，3 min 后取出检视。读数相差 0.2℃以上或玻璃管有裂隙的体温计不宜再使用。

第二节　脉搏的评估与护理

一、正常脉搏的观察及生理性变化

动脉有节律的搏动称为脉搏。由于心脏周期性活动，使动脉内压和容积发生节律变化，这种变化以波浪形式沿动脉壁向外周传播形成脉搏。

（一）正常脉搏

脉率即每分钟脉搏搏动的次数。成人在安静时，每分钟脉搏为 60 ~ 100 次。在正常情况下，脉率和心率是一致的，当脉率微弱难以测得时，应测心率。

脉律：即脉搏的节律性。正常脉搏的节律是有规则、均匀的搏动，间隔时间相等，在一定程度上反映了心脏的功能。

脉搏的强弱：取决于动脉的充盈程度、动脉管壁的弹性和脉压大小。正常时脉搏强弱一致。

动脉管壁的弹性：正常的动脉管壁光滑柔软，有一定的弹性。

（二）生理性变化

脉搏可随年龄、性别、情绪、运动等因素而变动。一般女性比男性稍快，幼儿比成人快，运动和情绪变化时可暂时增快，休息和睡眠时较慢。

二、异常脉搏的观察及护理

（一）频率异常

速脉：成人脉率每分钟超过 100 次，称为速脉。常见于发热、休克、大出血前期等患者。

缓脉：成人脉率每分钟低于 60 次，称为缓脉。常见于颅内压增高，房室传导阻滞、洋地黄中毒等患者。

（二）节律异常

间歇脉：在一系列正常均匀的脉搏中，出现一次提前而较弱的搏动，其后有一较正常延长的间歇（即代偿性间歇），亦称为期前收缩，发生机制主要是由于窦房结以外的异位起搏点于下一次窦性搏动前发出冲动，使心脏搏动早出现。

间歇脉：多见于心脏病或洋地黄中毒的患者，也可见于少数无心脏病的健康人。

二联律、三联律：是有一定规律的不整脉，即每隔一个正常搏动出现一次期前收缩，称二联律。每隔两个正常搏动出现一次期前收缩，称为三联律。

脉搏短绌：即在同一单位时间内，脉率少于心率。其特点为心律完全不规则，心率快慢不一，心音强弱不等。发生机制是由于心肌收缩力强弱不等，有些心排血量少的搏动只发生于心间，不能引起周围血管的搏动，因而造成脉率低于心率，这种现象称为"脉搏短绌"或"绌脉"，常见于心房纤维颤动的患者。脉搏短绌越多，心律失常越严重，当病情好转，"绌脉"可能消失。若遇此患者，应同时测心率与脉率。

（三）脉搏强弱的异常

洪脉：当心排血量增加，动脉充盈度和脉压较大时，脉搏大有力，称为洪脉，常见于高热患者。

丝脉：当心排血量减少，动脉充盈度降低，脉搏细弱无力，扪之如细丝，称为丝脉，常见于大出血、休克患者。

交替脉：节律正常而一强一弱交替改变的脉搏。这是由于心肌受损，心室收缩强弱交替所引起，常见于高血压心脏病、冠状动脉粥样硬化性心脏病、心肌炎等患者。

奇脉：吸气时脉搏显著减弱，甚至呈消失现象，称为奇脉。奇脉是心脏压塞的重要体征，主要是由于左心室搏出量减少之故。心脏压塞时，吸气时胸腔负压增大使肺循环血容量增加，因心脏舒张受限，体循环向右心室的回流量不能相应增加，使肺循环流入左心的血量减少，左心室搏出量则减少。常见于心包积液和缩窄性心包炎。

（四）动脉管壁弹性的异常

动脉硬化时，管壁粗硬，失去弹性，且呈纡曲状，用手触摸时，有紧张条索感，如同按在琴弦上，中医称为弦脉。常见于动脉硬化患者。

（五）异常脉搏的护理

遵医嘱给药，做好患者心理护理，消除其顾虑。

协助患者做各项检查，如心电图等。

三、测量脉搏的方法

（一）测量部位

凡身体浅表靠近骨骼的动脉，均可用以诊脉。常用的有桡动脉，其次有颞浅动脉、颈动脉、肱动脉、胸动脉、足背动脉、胫后动脉、股动脉等。

（二）用物

手表或秒表、笔和记录本。

（三）操作方法

1. 触诊法

诊脉前，患者情绪应稳定，避免过度活动及兴奋。

患者手腕放于舒适位置。

诊脉者以食、中、无名指（三指并拢），指端轻按于桡动脉处，压力的大小以清楚触到搏动为宜，一般患者计数半分钟，并将所测得数值乘以 2 即为每分钟的脉搏数。异常脉搏（如心血管疾病、危重患者等）应测 1 min。当脉搏细弱而触不清时，可用听诊器听心率 1 min 代替触诊。测后记录结果。

脉搏短绌的患者，应由两人同时测量，一人听心率，另一人测脉率，两人同时开始，由听心率者发出"起""停"口令，测 1 min。以分数式记录。记录方法为心率 / 脉率，如心率为 100 次，脉率为 76 次则写成 100 次 /76 次 /min。

2. 特殊仪器检测法

脉搏描记仪检测法用脉搏描记仪记录动脉搏动，称为脉搏曲线图。临床上利用观察脉搏波形，作为心血管疾病的诊断资料。

血压、脉搏监护仪一般用于危重患者，特别是对心脏病、手术期间与术后患者的脉搏可起自动监护的作用，其测量结果较为迅速、准确、客观。

（四）注意事项

患者活动或情绪激动时，应休息 20 min 后再测。

不可用拇指诊脉，以免拇指小动脉搏动与患者脉搏相混淆。

为偏瘫患者测脉应选择健侧肢体。

第三节 呼吸的评估与护理

一、正常呼吸的观察及生理性变化

机体在新陈代谢过程中，需要不断地从外界吸取氧气，再排出二氧化碳，这种机体和环境之间的气体交换，称为呼吸。呼吸的全过程有三个组成部分，即外呼吸、气体在血液中的运输和内呼吸。呼吸运动是外呼吸的一种综合表现，包括吸气与呼气两个过程。

正常呼吸表现为胸壁自动，频率和深度均匀平稳，有节律地起伏，一吸一呼即为一次呼吸。成人在安静时每分钟为 16～20 次，呼吸与脉搏之比约为 1：4。

生理性变化呼吸可随年龄、运动、情绪等因素的影响而发生频率和深浅度的改变。年龄越小，呼吸越快；老年人稍慢；劳动和情绪激动时呼吸增快；休息和睡眠时较慢。此外，呼吸的频率和深浅度还可受意识控制。

二、异常呼吸的观察及护理

由于疾病、毒物或药物的影响，可使呼吸的频率、节律和深浅度发生变化。

（一）频率异常

呼吸过速：呼吸频率增快，成人每分钟超过 24 次，也称为气促。常见于高热、缺氧等患者。血液中二氧化碳积聚，血氧不足，可刺激人体呼吸中枢，使呼吸加快。发热时体温每升高 1℃，呼吸每分钟增加约 4 次。

呼吸过缓：呼吸频率减少，成人每分钟少于 12 次，称为呼吸过缓。常见于颅内疾病、安眠药中毒等患者。这是由于呼吸中枢受抑制所致。

（二）节律异常

（1）潮式呼吸：又称为陈－施呼吸，是一种周期性的呼吸异常。

特点：开始呼吸浅慢，以后逐渐加快加深，达高潮后，又逐渐变浅变慢，而后呼吸暂停数秒（5～20 s），再次出现上述状态的呼吸，如此周而复始，其呼吸运动呈潮水涨落般的状态，故称为潮式呼吸。

发生机制：当呼吸中枢兴奋性减弱时，呼吸减弱至停止，造成缺氧及血中二氧化碳潴留，通过颈动脉体和主动脉弓的化学感受器反射性地刺激呼吸中枢，引起呼吸由弱到强，随着呼吸的进行，二氧化碳排出，使二氧化碳分压降低，呼吸再次减弱至停止，从而形成周期性呼吸。常见于脑出血、颅内压增高患者。

（2）间断呼吸：又称为毕奥氏呼吸。其表现为呼吸和呼吸暂停现象交替出现。

特点：有规律地呼吸几次后，突然暂停呼吸，周期长短不同，随后又开始呼吸。如此反复交替出现。

发生机制：同潮式呼吸，为呼吸中枢兴奋性显著降低的表现，但比潮式呼吸更为严重，多在呼吸停止前出现。常见于颅内病变、呼吸中枢衰竭患者。

（三）深浅度异常

深度呼吸：又称为库斯莫呼吸。是一种深而规则的大呼吸。常见于尿毒症、糖尿病等引起的代谢性酸中毒。

浅快呼吸：若呼吸浅而快，见于胸壁疾病或外伤；若呼吸表浅不规则，有时呈叹息样呼吸，见于濒死患者。

（四）音响异常

蝉鸣样呼吸：即吸气时有一种高音调的音响，多由于声带附近阻塞，使空气进入发生困难所致，常见于喉头水肿、痉挛、喉头有异物等患者。

鼾声呼吸：由于气管或支气管有较多的分泌物蓄积，使呼气时发出粗糙的鼾声。多见于深昏迷患者。

（五）呼吸困难

患者主观上感到空气不足、呼吸费力；客观上可见呼吸用力、张口抬肩、鼻翼扇动，辅助呼吸肌也参加呼吸运动，呼吸频率、深度节律也有改变，可出现发绀。根据表现临床上可分为下列几种。

吸气性呼吸困难：吸气费力，吸气时间明显长于呼气时间，辅助呼吸肌收缩增强，出现"三凹征"（胸骨上窝、锁骨上窝、肋间隙凹陷）。多见于喉头水肿、喉头有异物者。

呼气性呼吸困难：呼气费力，呼气时间明显长于吸气时间。多见于支气管哮喘、肺气肿。

混合性呼吸困难：吸气和呼气均费力，呼吸的频率增加而表浅。多见于肺部感染和肺水肿、胸膜炎、气胸、心功能不全的患者。

（六）异常呼吸的护理

调节室内空气，调整患者体位，保持呼吸道通畅。

根据医嘱给药，酌情给予患者氧气吸入，必要时可用呼吸机辅助呼吸。

有针对性地做好患者的心理护理，消除其恐惧与不安。

三、测量呼吸的方法

（一）操作方法

在测量脉搏之前或之后，护士的手仍按在患者手腕处，以转移其注意力，避免因紧张而影响检查结果。

观察患者胸部或腹部起伏次数，一吸一呼为一次，观察 1 min。

危重患者呼吸微弱不易观察时，可用少许棉花置于患者鼻孔前，观察棉花被吹动的次数，1 min 后记数。

（二）注意事项

要在环境安静、患者情绪稳定时测量呼吸。

在测量呼吸次数的同时，应注意观察患者呼吸的节律、深浅度及气味等变化。

四、氧气吸入法

氧气吸入法是通过给患者吸入高于空气中氧浓度的氧气，来提高患者肺泡内的氧分压，改善组织缺氧的一种治疗方法。

（一）缺氧的程度判断

1. 轻度低氧血症

患者无明显的呼吸困难，仅有轻度发绀，神志清楚。血气为动脉血氧分压 $PaO_2 > 6.67$ kPa，动脉血氧饱和度（SaO_2）$> 80\%$。

2. 中度低氧血症

患者发绀明显，呼吸困难，神志正常或烦躁不安。PaO_2 为 $4 \sim 6.67$ kPa，SaO_2 为 $60\% \sim 80\%$。

3. 重度低氧血症

患者显著发绀，"三凹征"明显（胸骨上、锁骨上和肋间隙凹陷），患者失去正常活动能力呈昏迷或半昏迷状态。PaO_2 在 4 kPa 以下，$SaO_2 < 60\%$。

（二）氧气吸入的适用范围

血气分析检查是用氧的指标，当患者 PaO_2 低于 6.67 kPa 时（正常值为 10.6 ～ 13.3 kPa，6.67 kPa 为最低限值），则应给予吸氧。

患呼吸系统疾患而影响肺活量者，如哮喘、支气管、肺气肿、肺不张等患者。

心功能不全，使肺部充血而致呼吸困难者，如心力衰竭时出现呼吸困难者。

各种中毒引起的呼吸困难，使氧不能由毛细血管渗入组织而产生缺氧，如巴比妥类药物中毒、一氧化碳中毒等患者。

昏迷患者如脑血管意外或颅脑损伤患者。

某些外科手术后患者，大出血休克患者，分娩产程过长致胎心音异常患者等。

（三）氧气筒和氧化表的装置

1. 氧气筒为柱形无缝筒

筒内可耐高温达 15.5 MPa，容纳氧约 6 000 L。

总开关：在筒的顶部，可控制氧气的放出。使用时，将总开关向逆时针方向旋转 1/4 周，即可放出足够的氧气，不用时可顺时针方向将总开关旋紧。

气门：在氧气筒颈部的侧面，有一气门与氧气表相连，是氧气自筒中输出的途径。

2. 氧气压力表的组成部分

压力表：从表上的指针能测知筒内氧气的压力，以 MPa 表示。如指针指在 120 刻度处，表示筒内压力为 12.2 MPa。压力越大，则说明氧气贮存量越多。

减压器：是一种弹簧自动减压装置，将来自氧气气筒内的压力减低至 0.2 ～ 0.3 MPa，使流量平衡，保证安全，便于使用。

流量表：用于测量每分钟氧气流出量，流量表内装有浮标，当氧气通过流量表时，即将浮标吹起，从浮标上端平面所指刻度，可测知每分钟氧气的流出量。

湿化瓶：用于湿润氧气，以免呼吸道黏膜被干燥所刺激。瓶内装入 1/3 或 1/2 的冷开水，通气管浸入水中，出气管和鼻导管相连。

安全阀：由于氧气表的种类不同，安全阀有的在湿化瓶上端，有的在流量表的下端。当氧气流量过大、压力过高时，内部活塞即自行上推，使过多的氧气由四周小孔流出，以保证安全。

（四）装表法

将氧气表装在氧气筒上，以备急用。

将氧气筒置于架上。用扳手将总开关打开，使少量氧气从气门冲出，随即关好总开关，以达清洁该处的目的，避免灰尘吹入氧气表内。

将表的旋紧螺帽与氧气筒的螺丝接头衔接，用手初步旋紧，然后将表稍向后倾，用扳手旋紧，使氧气表直立，检查有无漏气。

旋开总开关，再开流量调节阀，检查氧气流出量是否通畅，以及全套装置是否适用。最后关上流量调节阀。推至病室待用。

（五）供氧方法

1. 鼻导管法

1）单侧鼻导管法

将一细导管插入患者的一侧鼻孔，达鼻咽部。此法节省氧气，但可刺激鼻腔黏膜，长时间应用，患者感觉不适。

用物：氧气装置1套，弯盘内盛纱布1块，鼻导管1～2根，胶布、棉签、小药杯内装少许冷开水，记录本、笔。

操作方法：①将氧气筒推至床旁，使流量表开关向着便于操作的方向。②向患者解释，以便取得合作。用湿棉签清洁选择鼻腔，取鼻导管适量长度（鼻尖至耳垂的2/3），将鼻导管沾水，自鼻孔轻轻插至鼻咽部，胶布固定于鼻翼或鼻背及面颊部，打开小开关，先调节氧流量，后连接鼻导管，观察吸氧情况并记录吸氧时间。③停用氧气时，先分离鼻导管和玻璃接头，后关流量表小开关，取下鼻导管置于弯盘内，清洁面部并去除胶布痕迹，关闭总开关，重开小开关，放出余氧，关小开关，记录停氧时间。

2）双侧导管法

擦净患者鼻腔，将特制双侧鼻导管连接橡胶管，调节氧流量，同上法将双侧鼻导管插入双鼻孔内，深约1 cm，用松紧带固定。适用于长期用氧的患者。

2. 鼻塞法

用塑料或有机玻璃制成带有管腔的球状物，塞于鼻孔，代替鼻导管用氧的方法。鼻塞大小以恰能塞鼻孔为宜。此法可避免鼻导管对鼻黏膜的刺激，患者较为舒适。

3. 面罩法

将面罩置患者口部，用松紧带固定，再将氧气接于氧气进孔上，调节流量。氧流量需6～8 L/min。

4. 氧气枕法

在抢救危重患者时，由于氧气筒准备不及或转移患者途中，可用氧气枕代氧气装置。氧气枕为一长方形橡胶枕，枕的一角有橡胶管，上有调节器以调节流量。使用前先将枕内灌满氧气，接上湿化瓶、导管或漏斗，调节流量即可给氧。

5. 氧气帐法

一般应用于儿科抢救时，无氧气帐时，可用塑料薄膜制成帐篷，其大小约为病床的一半，氧气经过湿化瓶，由橡胶管通入帐内。氧流量需10～12 L/min，吸入的氧浓度才能达到60%。每次打开帐幕后，应将氧流速加大至12～14 L/min，持续3 min，以恢复帐内原来氧浓度。

6. 氧气管道化装置

医院的氧气供应可集中由供应站供给，设管道通至各病区、门诊和急诊室。供应站有总开关进行管理。各用氧单位配有氧气表。当停用时，先拔出鼻导管，再旋紧氧气开关。

（六）氧气成分、浓度及氧浓度和氧流量的换算法

1.氧气成分

根据条件和患者的需要，一般常用99%氧气或5%二氧化碳和纯氧混合的气体。

2.氧气吸入浓度

氧气在空气中占20.93%，二氧化碳占0.03%，其余79.04%为氮气、氢气和微量的稀有气体。掌握吸氧浓度对纠正缺氧起着重要的作用，低于25%的氧浓度则和空气中氧含量相似，无治疗价值；高于70%的浓度，持续时间超过1d，则发生氧中毒。对缺氧和二氧化碳滞留并存者，应以低流量、低浓度持续给氧为宜。慢性缺氧患者长期二氧化碳分压高，其呼吸主要靠缺氧刺激颈动脉体和主动脉弓化学感受器，沿神经上传至呼吸中枢，反射性地引起呼吸。若高浓度给氧，则缺氧反射性刺激呼吸的作用消失，导致呼吸抑制，二氧化碳滞留更严重，可发生二氧化碳麻醉，甚至呼吸停止。故掌握吸氧浓度至关重要。

3.氧浓度和氧流量的换算法，可用以下公式计算：

吸氧浓度（%）= 21+4× 氧流量（L/min）

（七）氧气筒内的氧气可供应时间

氧气筒内的氧气可供应时间的计算公式为：

氧气可供应的时数=氧气筒内氧气量（L）– 氧气筒容积（L）/ 每分钟用量（L）×60（min）

（八）氧疗的副作用

氧中毒。长时间吸高浓度氧可产生氧的毒性作用，影响到肺、中枢神经系统、红细胞生成系统、内分泌系统及视网膜，其中最重要的是氧对呼吸器官的副作用。一般情况下连续吸纯氧6h后，即可出现恶心、烦躁不安、面色苍白、咳嗽、胸痛；吸氧24h后，肺活量可减少；吸纯氧1～4d可发生进行呼吸困难。氧中毒的程度主要取决于吸入气的氧分压及吸入时间。

吸收性肺不张。呼吸空气时，肺内含有大量不被血液吸收的氮气，构成肺内气体的主要成分，当高浓度氧疗时，肺泡气中氮逐渐为氧所取代，PaO_2升高，PO_2增大，肺泡内的气体易被血液吸收而发生肺泡萎缩。这种现象，在通气少、血流多的肺局部表现得更为明显。故高浓度氧疗时可产生吸收性肺不张。

（九）注意事项

严格遵守操作规程，注意用氧安全，切实做好"四防"，即防震、防火、防热、防油。氧气筒内的氧气是以15.15MPa灌入的，筒内压力很高。因此，在搬运时避免倾倒撞击，防止爆炸。氧气助燃，氧气筒应放阴凉处，在筒的周围严禁烟火和易燃品，至少距明火5m、暖气1m。氧气表及螺旋口上勿涂油，也不可用带油的手拧螺旋，避免引起燃烧。

供氧应先调节流量，后连接鼻导管；停氧时，应先分离鼻导管接头，再关流量表小开关，以免关开倒置，大量气体冲入呼吸道会损伤肺组织。

用氧过程中通过观察患者的脉搏、血压、精神状态、皮肤颜色、温度与呼吸方式等有无改善来衡量氧疗效果，还可测定动脉血气分析判断疗效，选择适当的用氧浓度。

氧气筒内氧气不可用尽，压力降至 498 kPa 时，即不可再用，以防灰尘进入筒内，造成再次充气时发生爆炸的危险。

对未用和已用完的氧气筒应分别注明"空"或"满"的字样，便于及时储备，以应急需。

高压氧疗法是指在高于一个绝对大气压的密闭环境下，利用吸氧进行治疗的方法。具体做法是在特殊的加压舱内，将纯氧在 2 ～ 3 个大气压下供给患者。主要用于治疗一氧化碳中毒、休克、复苏、脑血管阻塞性疾病。

高压氧舱主要是通过增加血液中的物理溶解氧的含量和提高血氧分压，提高血氧向组织弥散的量，改善病变组织的氧供应，促进有氧代谢而使病变组织上和功能上的恢复。同时还利用高气压的物理作用发挥治疗作用。

五、气道护理

呼吸道及肺部并发症的预防、治疗有赖于医生、护士和患者三方面的密切合作。应以预防为主、防治结合为原则，在并发症发生之前，做到防中有治，发生后则应治中有防。

（一）叩背咳嗽排痰

上呼吸道可因气管内积痰积血发生阻塞，以及反射性支气管痉挛、浓稠分泌物阻塞，产生肺炎、肺不张、肺水肿。因此术后卧床者晨起护士必须给予叩背，鼓励患者主动咳嗽及排痰。

1. 呼吸训练

在正常情况下，吸入气体与肺血流的分布是不均匀的，肺泡通气也不均匀。这种局部通气不均，使得肺上部与肺下部的肺泡大小不相等，肺上部者大，肺下部者较小，这种生理现象提示人们，经常做深呼吸动作的必要性。当呼吸道有炎症或肺部疾病时，必然加重这种分布的不均等。因此，加强对卧床或术后患者深而慢的呼吸动作训练，显然更为重要。其方法是患者仰卧位，膝下垫枕，使腹肌松弛以利呼吸。采用深而慢的动作呼吸，必要时可在胸或腹部加压训练。

2. 有效咳嗽训练

暴发性咳嗽。让患者先深吸气使声带关闭，随之胸腹肌骤然收缩，继而一声将气冲出的咳嗽方法。术后患者常可引起伤口剧痛。

分段咳嗽。让患者一连串小声咳嗽，逐渐驱使支气管分泌物脱落咳出。这种方法效果虽然差一点，但患者痛苦少。

发声性咳嗽。当患者咳嗽有剧痛时，可示意患者深吸气，张口并保持声门开放，而后再咳嗽。

3. 辅助患者咳嗽

当患者咳嗽不得法或无力时，可采用下列辅助措施，但均不能代替有效咳嗽。

叩背轻击背部，使肺内分泌物松脱。拍背时手固定成背隆、掌空的杯状，以这种手形在需要引流的肺叶部位叩打。叩打不可在裸露的皮肤上进行，也不可使患者感到疼痛。肺部拍叩不可位于肋骨以下，脊柱或乳房上，以防软组织损伤。患者能够学习自己拍打前胸，他人可帮其拍叩背部。

震动胸壁。当患者慢动作呼气时，护士用手震动胸壁 4 ～ 5 次 /min，使该处下方呼吸道内分泌物松动。

加压胸壁。当患者在呼气期或咳嗽时，护士用双手加压胸壁，以加强咳嗽效果，使痰液排出体外。

（二）吸痰

吸痰法适用于危重、年老、昏迷及麻醉后咳嗽无力、反射迟钝或会厌功能不全，而不能将痰液咳出者以及误吸呕吐物的患者，吸痰法是一项重要的急救护理技术。操作时动作应准确、轻柔、敏捷。

1. 电动吸引器吸痰法

1）构造

电动吸引器主要由马达、偏心轮、气体过滤器、压力表及安全瓶和储液瓶组成。安全瓶和储液瓶是两个容量为 1 000 mL 的容器，有 2 根玻璃管，并有橡胶管相互连接。

2）原理

接通电源后，马达带动偏心轮，从吸气孔吸出瓶内的空气，并由排气孔排出，这样不断地循环转动，使瓶内产生负压，将痰吸出。

3）用物

电动吸引器 1 台，无菌治疗盘或盒内放有盖罐 2 只，各盛有无菌生理盐水及 12 ~ 14 号消毒吸痰管数根，气管插管备 6 号吸痰管、纱布、止血钳，无菌持物钳置于盛有消毒液瓶内，多头电插板、弯盘，必要时备压舌板、开口器、拉舌钳。地面置一水桶，以盛污吸痰管。

根据患者的清醒水平、合作程度及有无人工气道，选择恰当的吸引途径；经鼻吸痰、经口吸痰、经人工气道吸痰。

4）操作方法

检查吸引器各部连接是否完善，有无漏气。接通电源，打开开关，检查吸引器性能，调节负压。一般成人吸痰负压 40 ~ 50 kPa，小儿吸痰 13 ~ 30 kPa，将吸痰管置于水中，试验吸引力，并冲洗皮管。

将患者头部转向护士，铺治疗巾于颌下。

插入吸痰管，其顺序是由口腔前庭→颊部→咽部，将各部吸尽。如口腔吸痰有困难时，可由鼻腔插入（颅底骨折患者禁用），其顺序由鼻腔前庭→下鼻道→鼻后孔→咽部→气管（20 ~ 25 cm），将分泌物逐段吸尽。若有气管插管或气管切开时，可由插管或套管内插入，将痰液吸出。昏迷患者可用压舌板或开口器先将口启开，再行吸引。

气管内吸痰，待患者吸气时，快速将导管插入，自下而上，边退边左右旋转导管，消除气道分泌物，并注意观察患者的呼吸。在吸引过程中，如患者咳嗽厉害，应稍等片刻后再行吸出。应随时冲洗吸引管，以免被痰液堵塞。

吸毕，关闭吸引器开关，弃吸痰导管于小桶内，吸引胶管玻璃接头插入床栏上盛有消毒液瓶内备用，将患者口腔周围擦净。观察吸出液的量、颜色及性质，必要时做好记录。

5）注意事项

吸引器所用电压与电源电压要相符，否则易损坏电动机和影响吸力。

吸痰动作要轻、稳。一次吸痰时间不应超过 15 s，吸引器连续使用时间不超过 3 min。

治疗罐治疗巾每日更换消毒一次，吸痰管每次更换使用。

储液瓶内的吸出液应及时倾倒，不应超过瓶的 2/3，以免痰液吸入马达，损坏机器。储液瓶洗净后，应盛少量的水，以防痰液黏附于瓶底，妨碍清洗。

专人保管，定期检修与保养，保持其良好效能。

2. 注射器吸痰法

在无吸引器的情况下，可用 20 mL 或 100 mL 注射器，接头处连一橡皮导管，其尖端放入口腔、鼻腔或气管套管内，边抽动注射器活塞边使导管后退，吸出痰液或呕吐物。

3. 中心吸引装置吸痰法

该装置利用管道通路到达各病室单位，应用时装上吸痰导管，开动小开关，即可抽吸。

（三）气管切开术后护理

1. 吸痰

气管切开后，吸痰是一项极为重要的护理，吸痰的次数视分泌物多少而定，原则上要保持呼吸道通畅。

1）用物

同前文"吸痰"用物。

2）操作方法

打开无菌盘或护理盒，治疗罐内倒无菌生理盐水。

右手持止血钳夹取吸痰管尾端，左手持吸引器橡胶管上的玻璃接头，将吸痰管连于接头上。

打开吸引器开关，将吸痰管插入生理盐水中检查导管是否通畅。

左手将吸引器橡胶管反折阻断负压，右手持止血钳夹吸痰管插入气管内套管。

深度以套管长度为准。若气管深部有分泌物，可视需要深插。达到所需深度后，放开反折的橡胶管进行吸引，轻轻旋转吸痰管，边吸边提，直至吸痰管退出气管套管。吸痰时间以不超过 15 s 为宜。如果痰液未吸净，可间隔 2 ~ 3 min 再次吸痰。

吸痰管退出后插入生理盐水罐中，开通吸引器，冲洗吸痰管及吸引器橡胶管，冲净后取下吸痰管放入小桶中。将吸引胶管的玻璃头插入盛有消毒液瓶内备用。

3）注意事项

吸痰应遵循无菌技术操作原则，每次均须更换无菌吸痰管。

严格掌握吸痰时间，以免加重患者缺氧。

插吸痰管过程中，不可吸痰，以免损伤患者气管黏膜。

发现有血性分泌物，患者呼吸异常或呛咳等现象，应及时与医生联系，同时检查气管套管位置有无不当情况等。

无菌盘或护理盒每 24 h 更换 1 次。

如果患者痰液黏稠不易吸出，可将内套管取出，从外套管吸痰。

2. 更换或清洗内套管法

在气管切开期间，每日更换内套管 1 次，若分泌物过多过于黏稠，则视需要取出内套管，按无菌方法处理后再放入外套管中。

1）用物

同型号无菌内套管，换药包（内有治疗碗、弯盘、止血钳两把、棉球数个），无菌棉拭子或无菌刷，无菌生理盐水。

2）操作方法

打开换药包，治疗碗倒入生理盐水。

用止血钳打开外套管托上的小开关。

用止血钳固定外套管托，另一手持止血钳夹住内套管，顺着套管曲度把内套管拔出，放入弯盘内。

用止血钳夹盐水棉球（勿过湿）擦净外套管口的分泌物，然后将备用内套管放入外套管中，关好开关。

无须更换内套管时，则按无菌操作取出内套管放入治疗碗中，用棉球或棉拭子或斗刷清洗内套管的外部和内腔，甩干后重新放入外套管内，关好开关。

若无同型号内套管更换，可每天取出内套管煮沸消毒一次，但取出时间不得超过30 min，以免外套管内存积痰痂，使内套管不易放入。

3）注意事项

为避免患者吸入的空气干燥（因无鼻腔的湿化作用），可用单层或双层盐水浸湿的纱布覆盖管口，干后随时更换。

取出或放入内套管时，一定要固定好外套管，以免外套管脱出或扭动损伤气管黏膜。

一般不更换外套管。

管口有分泌物喷出时要随时清除，以免患者将分泌物重新吸入管内。但一定要注意不可用棉球纱布等探入管腔内擦拭，以免棉花纤维被患者吸入造成窒息。

3. 拔管

1）用物

无菌软木塞（小端直径略小于内套管内径，应备有全圆、半圆和1/4圆三种），换药包，蝶形胶布。

2）操作方法

视患者病情好转情况，遵医嘱用软木塞把内套管部分或全部堵塞，放入木塞前先清洁管口。堵塞后观察患者的呼吸状况，全部堵塞后患者呼吸正常，即可拔出套管。

拔管动作要轻柔，套管拔出后及时进行伤口消毒，用蝶形胶布固定，覆盖纱布。

每日观察患者伤口情况，必要时换药，直至愈合为止。

第四节　血压的评估与护理

一、正常血压的观察及生理性变化

血压是指在血管内流动的血液对血管壁形成的侧压力。临床上所谓的血压一般是指动脉血压。机体内各种不同的血管，其血压不同，动脉血压最高，其次为毛细血管血压，静脉血压最低。由于心脏交替收缩和舒张，因此动脉血压也随之波动。当心脏收缩时，血液射入主动脉，此时动脉的压力最高，称为收缩压；当心脏舒张时，动脉管壁弹性回缩，压力降至最低位，称为舒张压。收缩压与舒张压之间的压力差称为脉压。平均动脉压大约为舒张压加 1/3脉压，它与各器官和组织的血流量直接相关。动脉血压与心排血量、血液黏稠度和外周阻力成正比，与血管壁的弹性成反比。

（一）血压正常值

血压通常以测量肱动脉血压为标准。正常成人安静状态时收缩压为 12 ~ 18 kPa（90 ~ 140 mmHg），舒张压为 8 ~ 12 kPa（60 ~ 90 mmHg），脉压为 4 ~ 5.3 kPa（30 ~ 40 mmHg）。

（二）血压的生理性变化

正常人的血压经常在一个较小的范围内波动，保持相对恒定，但可因各种因素的影响而发生改变。

年龄和性别对血压的影响：动脉血压随年龄的增长而增高，新生儿血压最低，小儿血压比成人低。中年之前女性血压比男性偏低，中年以后两者差别较小。

时间和睡眠对血压的影响：一般傍晚血压高于清晨。过度劳累或睡眠不佳时，血压稍有升高。

环境对血压的影响：受寒冷刺激血压可上升，在高温环境中血压可下降。

精神状态对血压的影响：紧张、恐惧、害怕、兴奋及疼痛等精神状态的改变，易致收缩压升高，而舒张压无变化。此外，饮食、吸烟、饮酒等也会影响血压值。

一般右上肢血压高于左上肢，因右侧肱动脉来自主动脉弓的第一大分支无名动脉，左侧肱动脉来自动脉弓的第三大分支左锁骨下动脉，由于能量稍有消耗，因此测得压力稍低 0.3 ~ 0.5 kPa（2 ~ 4 mmHg）。下肢血压比上肢高 2.6 ~ 5.3 kPa（20 ~ 40 mmHg），因为股动脉的管径较肱动脉粗，血流量大，所以在正常情况下，下肢血压比上肢高。

二、异常血压的观察及护理

（一）高血压

未使用降压药物的情况下，非同日 3 次测量成人收缩压在 140 mmHg 以上和（或）舒张压在 90 mmHg 以上，即称为高血压。

（二）低血压

成人收缩压低于 12 kPa（90 mmHg），舒张压低于 6.6 kPa（60 mmHg），称为低血压。

（三）脉压的变化

脉压增大，见于主动脉瓣关闭不全，主动脉硬化等；脉压减小，可见于心包积液、缩窄性心包炎等。

（四）异常血压的护理

发现血压异常时，勿流露出紧张表情，应与患者基础血压对照后，给予解释、安慰，并严密观察，做好记录。

患者血压过高，应卧床休息；血压过低，患者应迅速取平卧位，或休克卧位，报告医生，做相应的处理。

三、血压计的各类及构造

（一）种类

汞柱血压计（台式、立式两种，立式血压计可任意调节高度）；弹簧式血压计；电子血压计。

（二）构造

血压计由三部分组成，输气球、调节空气压力的活门和袖带。

袖带：长方形扁平的橡皮袋，长 24 cm，宽 12 cm，外层布套长 60 cm（小儿袖带宽度是上臂直径的 1/3 ~ 1/2），袋上有 2 根橡胶管，1 根接输气球，另一根和压力表相接。

血压计：①汞柱血压计在盒盖板壁上有一固定的玻璃管，管面刻度为 0 ~ 40 kPa（0 ~ 300 mmHg），每小格为 0.5 kPa。玻璃管上端和大气相通，其顶端盖以金属帽，帽内有软木垫、麂皮垫和金属网，可使空气自由出入。玻璃管下端和水银槽相通，内装 60 g 水银，调节开关与水银相通，使用时，将开关打开，槽内水银可进入玻璃管，用毕，关紧开关，防止水银外溢。②弹簧式血压计外形似表，呈圆盘状，盘面标有刻度，数字为 2.6 ~ 40 kPa（20 ~ 300 mmHg）中央有一指针，以指示血压数值。其优点为体积小，便于携带，但每年应和汞柱血压计对比校对一次，以免仪器不准确。③电子血压计用探头输入，电子自动取样，取样后的讯号由模数转换器把模拟讯号转换为数字讯号，再经过数字运算后由液晶显示板直接显示舒张压、收缩压和脉搏三个参数。由于采用自动取样、数字运算和自动放气形式，因此仪器省略掉听筒和放气系统。数字能直接显示和贮存，这样完全排除人为测量误差，精确度较高。

（三）测量血压的方法

1. 用物

血压计、听诊器。

2. 测量部位

上肢肱动脉、下肢腘动脉是常测部位。

3. 操作方法

1）上肢肱动脉汞柱血压计测量法

测量前，嘱患者休息 15 min，以消除劳累或缓解紧张情绪，以免影响血压值。

患者取坐位或仰卧位，露出上臂，将衣袖卷至肩部，袖口不可太紧，防止影响血流，必要时脱袖，伸直肘部，手掌向上。

放平汞柱血压计，打开盒盖呈 90° 垂直位置。取袖带，驱尽袖带空气，平整无折地缠于上臂，袖带下缘距肘窝 2 ~ 3 cm，松紧以能放入一指为宜。过紧致血管在袖带未充气前已受压，测得血压偏低；过松可使气袋呈气球状，导致有效测量面积变窄，测得血压偏高。

打开水银槽开关，戴好听诊器，在肘窝内侧处摸到肱动脉搏动点，将听诊器胸件紧贴肱动脉处，不宜塞在袖带内，护士一手固定胸件，另一手关闭气门的螺旋帽，握住输气球向袖带内打气至肱动脉搏动音消失（此时袖带内的压力大于心脏收缩压，动脉血流被阻断，无血通过），再上升 4 kPa。然后以每秒 0.5 kPa 的速度慢慢松开气门，使汞柱缓慢下降，并注视汞柱所指的刻度，当袖带内压力下降和心脏收缩压相等时，血液即能在心脏收缩时通过被压迫的血管，从听诊器中听到第一声搏动音，此时汞柱上所指刻度，即为收缩压。随后搏动声继续存在并增大，当袖带内压力逐渐降至与心脏舒张压力相等时，搏动音突然变弱或消失，此时汞柱所指刻度为舒张压。世界卫生组织统一规定，以动脉音消失时的血压为舒张压，但目前多数仍以动脉音变调为舒张压读数。当变音和消失音之间有差异时或危重患者，两个读数都应记录。

测量完毕，排除带内余气，拧紧气门的螺旋帽，整理袖带放回盒内，将汞柱血压计向水银槽倾斜 45° 角时关闭水银槽开关（防止水银倒流）。

将测得的数值记录在体温单的血压一栏内，记录方法为分数式，即收缩压 / 舒张压。若口述血压数值时，应先读收缩压，后读舒张压。

2）下肢腘动脉汞柱血压计测量法

腘动脉处测量血压的方法与上述相同。

患者取平卧或俯卧位，暴露一侧下肢。汞柱血压计的袖带应比用于上肢的袖带宽 2 cm，将袖带下缘沿腘窝上 3 ~ 5 cm 处平整缠妥。若肥胖者，袖带不够缠时，可在袖带外包一宽布带，缠于肢体上，将听诊器胸件放于腘动脉搏动处。

如用测上肢的袖带来测量腘动脉血压时，收缩压比肱动脉血压高 2.6 ~ 5.3 kPa，是由于股动脉的管径大于肱动脉，血流量也较多之故。舒张压无明显变化。所以记录时，应注明下肢腘动脉血压，以免误解。

3）电子血压计测量法

接通电源，选择测量项目，接上打气插头。

把换能器放于肱动脉搏动处，扣好袖带。手动充气键至仪器发出蜂鸣声后，即为气压加足，10 s 钟左右显示板上数字停止跳动，可显示三个数字（即收缩压、舒张压、脉搏读数）。

（四）注意事项

定期检查血压计，关紧活门充气，若水银不能上升至顶部，则表示水银量不足或漏气，该血压计不得使用。

为了免受血液重力作用的影响，测量血压时，心脏、肱动脉和血压计"0"点应在同一水平位上。

需要密切观察血压的患者，应尽量做到"四定"，即定时间、定部位、定体液、定血压计，以确保所测血压的准确。

当发现血压异常或听不清时，应重测。先将袖带内气体驱尽，汞柱降至"0"点，稍待片刻，再测量。

充气不可过猛，过快，以免水银溢出。水银柱出现气泡，应及时调节、检修。

为偏瘫患者测血压，应测量健侧，以防患侧血液循环障碍，不能真实地反映血压的动态变化。

第五节　冷疗与热疗的应用

冷和热对人体是一种温度刺激，无论用于局部或全身，都可借助于神经末梢的传导，引起皮肤和内脏器官的血管收缩或扩张，改变机体各系统的体液循环和新陈代谢等活动，以达到治疗的目的。

冷疗是指用比人体温度低的物体（固体、液体、气体），使皮肤的温度降低，以达到治疗的目的。

热疗是指用高于人体温度的物体（固体、液体、气体）作用于局部或全身的皮肤、黏膜而产生效应的一种治疗方法。

一、冷疗的作用

减轻局部充血或出血：冷疗可使毛细血管收缩，减轻局部充血、出血，常用于扁桃体手术后，牙科术后、鼻衄、头部外伤及扭伤、挫伤早期。施行短时间的冷敷，可防止皮下出血和肿胀。

减轻疼痛：冷疗可抑制细胞活动，使神经末梢敏感性降低而减轻疼痛。由于充血压迫神经末梢而致疼痛者，也可因冷疗使血管收缩解除压迫而止痛。临床上常用于牙痛、急性损伤和外科小手术的局部麻醉。

制止炎症扩散和化脓：冷疗可使皮肤血管收缩，减少局部血流，使细胞代谢降低，同时也抑制了炎症的扩散和化脓。

降低体温：当冷疗直接作用于皮肤大血管处，通过物理作用，可将体内的热能传导散发于体外，全身用冷疗后，先是毛细血管收缩，继而皮肤血管扩张，增加散热，来降低体温。临床上常用于高热、中暑患者。对脑外伤、脑缺氧患者，利用局部或全身降温，减少脑细胞需氧量，有利于脑细胞的康复。

二、影响冷疗的因素

冷疗的部位和方法：部位和方法不同，效果也不同。如高热患者的降温应在较大的动脉处冷疗，或用全身冷疗法，方可收到良好的效果。为减轻局部充血和出血或制止炎症扩散和化脓，可局部制冷以达到冷疗的效果。

冷疗面积：冷疗效果与冷疗面积大小有关，如全身冷疗，面积大反应则强；局部冷疗，面积小反应则弱。

冷疗时间：应根据应用目的、机体状态和局部组织情况而定，一般冷疗时间为 15 ~ 20 min。时间过长或反复冷疗可导致不良反应，如出现寒战、面色苍白，以至影响脉搏和呼吸。局部冷疗时间过长，则可引起组织营养不良、细胞代谢障碍、生理功能障碍，甚至组织细胞死亡。

病情和个体差异：由于不同的年龄、疾病和机体状况，对冷疗的反应也不同。正确使用冷疗才能发挥冷疗效用，如中暑、高热患者可用冷疗降温；麻疹高热则不可用冷疗降温。对老幼患者，冷疗要慎重；对末梢循环不良者，则忌用冷疗。

三、冷疗的禁忌

大片组织受损、局部血液循环不良或感染性休克，微循环明显障碍、皮肤颜色青紫时，不宜用冷疗，以免加重微循环障碍，促进组织坏死。

慢性炎症或深部有化脓病灶时，不宜冷疗，以免使局部血流量减少，影响炎症吸收。

忌用冷的部位：枕后、耳郭、阴囊处忌用冷疗，以防冻伤。心前区忌用冷疗，以防反射性心率减慢，心房、心室纤颤及传导阻滞。腹部忌冷，以防腹泻。足底忌冷，以防反射性末梢血管收缩，影响散热或引起一过性的冠状动脉收缩。出血热、麻疹、高血压、风湿关节炎和体质很差的患者忌用冷疗，以防周围血管收缩，血压升高。

四、冷疗的方法

（一）局部用冷法

1. 冰袋、冰囊的应用

冰袋、冰囊的应用多用于降温、减少出血及局部止痛。

1）用物

冰袋及冰囊、布套、冰块、盆、锤子、帆布袋或木箱、勺、擦布等。

2）操作方法

将冰块放入帆布袋内，用锤子敲碎，放入盆中，用水冲去棱角及污垢，以免损坏冰袋，使患者不适。

将冰块装入冰袋或冰囊内约1/2处，驱出空气，夹紧袋口并倒提抖动，检查有无漏水，擦干后装入布套。

将冰袋或冰囊放于需要部位，高热患者可敷前额及头顶、颈部、腋下、腹股沟等部位。鼻部冷敷时，可将冰袋或冰囊吊起，使其底部接触鼻根，以减轻压力。

用毕整理用物，将冰袋或冰囊倒置后晾干，保存时吹入少许空气拧紧袋口放于干燥阴凉处，以免橡胶粘连。

2. 冰帽或冰槽的应用

为防治脑水肿，采用冰帽或冰槽以头部降温为主，体表降温为辅的方法，使体温（肛温）降至33℃，以降低脑组织的代谢率，减少耗氧量，提高脑细胞对缺氧的耐受性，减慢或制止缺氧损害的进展，有利于脑细胞的恢复。

1）用物

冰帽或冰槽、冰块、锤子、帆布袋、盆、勺、不脱脂棉花、海绵、肛表、盛水桶、凡士林纱布等。

2）操作方法

将冰块放于帆布袋内，用锤子砸成核桃大小，倒入盆中用水冲去棱角，放入冰帽或冰槽内。

将患者头部置于冰帽或冰槽内，后颈部和接触处填以海绵，防止受压，两耳用不脱脂棉花塞住，防止水流入耳内。两眼用凡士林纱布覆盖，保护角膜，肩部垫一小枕有利于保持呼吸道通畅。为了防止冻伤，耳郭皮肤与冰帽之间应加数层纱布以资保护。

为患者测肛温，随时观察体温情况，使之保持在 33 ℃左右，一般不宜低于 30 ℃，否则会导致心房、心室纤颤或房室传导阻滞等。

3. 冷湿敷法

多用于止血。

1）用物

盆内放冰块或冷水、小毛巾两块、橡皮单及治疗巾、弯盘、凡士林、棉签、纱布等。

2）操作步骤

备齐用物携至患者处，说明目的，以取得配合。暴露患部，将橡皮单及治疗巾垫在冷敷部位下面，局部涂以凡士林，上面铺一块纱布。

将小毛巾浸于冰水或冷水中，拧至半干，以不滴水为度，敷于患处，每 3 ~ 5 min 更换一次，持续冷散 15 ~ 20 min。

冷敷完毕，用纱布擦净患处，整理用物。

（二）全身冷疗法

全身冷疗法有乙醇擦浴和温水擦浴法，多用于高热患者的降温，但体弱、高热恶寒、对冷敏感以及风湿患者不宜采用。

1. 乙醇擦浴

乙醇是一种挥发性的液体，擦浴时在皮肤上迅速蒸发，吸收和带走机体大量的热，又因乙醇具有刺激皮肤血管扩张的作用，故其散热效果较强。

1）用物

治疗碗内盛 30% ~ 50% 酒精 200 ~ 300 mL（温度 32 ℃左右）、小毛巾或纱布 2 块、大毛巾、冰袋、热水袋及布套、便器、备屏风、必要时可备衣裤一套等。

2）操作方法

备齐用物携至床旁，向患者做好解释，关好门窗，调节室温至 21 ~ 24℃，用屏风遮挡，松盖被，协助排便。

头部放置冰袋，以助降温，并可防止擦浴时表皮血管收缩，血液集中到头部，引起头部充血。足底放置热水袋，使患者舒适，促进下肢血管扩张，加速全身血循环，有利于散热。如系伤寒患者应在腹部冷湿敷，以免腹部充血引起肠穿孔和出血。中暑患者可同时置冰袋于大血管丰富处。

协助患者脱去上衣，先擦一侧上肢，在下方垫大毛巾，将拧至半干的小毛巾缠在手上成手套式，以离心方向边擦边按摩。自颈部（侧面）沿上臂外侧擦至手背；自侧胸部经腋窝沿上臂内侧至手心，用大毛巾擦干皮肤，以同法擦拭另一上肢，每侧上肢各擦 3 min。

使患者侧卧，露出背部，背部下方垫上大毛巾，从颈部向下擦拭整个背并按摩 3 min，擦干皮肤，穿好上衣。

脱去裤子，先擦一侧下肢，下肢下方垫大毛巾，自髋部沿大腿外侧擦至足背，自腹股沟经腿内侧擦至踝部，自股下经腘窝擦至足跟，擦干皮肤，以同法擦拭另一下肢，每侧下肢擦 3 min。

穿好裤子，撤去大毛巾、热水袋，盖好被子，整理床单位。半小时后测量体温，并记录在体温单上，如体温降至 39℃以下，应取下头部冰袋，让患者休息。

3）注意事项

擦浴中应注意观察患者情况，如有寒战、面色苍白或脉搏、呼吸异常时，应立即停止操作，并报告医生。

擦至颈部、腋窝、肘部、腹股沟、腘窝等大血管丰富处，应稍用力擦拭，停留时间稍长些，以助散热。一般全部擦浴时间为 15 ~ 20 min。

禁擦枕后、心前区、腹部、足底。

2. 温水擦浴

用于高热患者降温。用低于患者皮肤温度的温水（一般为 32 ~ 34℃）进行擦浴，可以很快将皮肤温度通过水传导散发。皮肤接受冷刺激后，初期可使毛细血管收缩，继而扩张，擦浴时加用按摩手法刺激血管被动扩张，加倍促进散热。

温水擦浴除在面盆内盛半盆 32 ~ 34℃温水外，其余用物、操作方法、注意事项同酒精擦浴。

五、热疗的作用

促进炎症的消散和局限：当热疗的物品与皮肤直接接触时，把热能传到皮肤，使局部血管扩张，改善血液循环，增强新陈代谢和白细胞的吞噬功能。因此在炎症早期用热疗可促进炎性渗出物的吸收和消散，在炎症后期用热疗可使炎症局限。同时，因白细胞释放蛋白溶解酶溶解坏死组织，有助于坏死组织的清除与组织修复。

解除疼痛：热疗的刺激能降低痛觉神经的兴奋性，改善血液循环，减轻炎性水肿及组织缺氧，加速致痛物质（组织胺等）的排出；渗出物逐渐被吸收，从而解除炎症性水肿对局部神经末梢的压力。热疗能使肌肉、肌腱、韧带等组织松弛，可解除因肌肉痉挛、强直而引起的疼痛，临床上常用于腰肌劳损、胃肠痉挛、肾绞痛的治疗等。

减轻深部组织充血、局部热疗刺激神经末梢，引起反射性血管扩张，体表血流增加，相对减轻了深部组织的充血。

保暖、冬天常对危重、小儿、老年及末梢循环不良的患者进行保暖，以促进血液循环，维持体温的相对恒定，使患者舒适。

六、影响热疗的因素

热疗方式：选择热疗的方式不同，热疗的效果也有所不同。如干热或湿热对组织穿透力的强弱不同，所以热效应也有所区别。

热疗面积：热效应和热敷面积大小有关，面积大对热反应就较强，反之则较弱。

热疗时间：热效应与热疗的时间长短不成比例关系，热敷时间过长，不但会影响热疗作用，有时还可引起不良反应。

热疗温度：热疗的温度与体表温度相差愈大，则反应愈强。反之则对热的刺激反应愈小。

其次，室温高低也可影响热效应，室温过低，则散热快，热效应减低。

个体差异：不同的机体、精神状态、年龄、性别以及神经系统对温度的调节功能，对温度的耐受力都有差异，用同一强度的温度刺激，会产生截然不同的热效应。如老年人和婴儿对热特别敏感，而昏迷、瘫痪，以及循环不良的患者对热反应迟钝或消失，故对此类患者热疗时要加倍小心，以防烫伤。重复使用一定温度的热疗，患者对热刺激的反应敏感度将逐渐降低，以适应环境的需要。

七、热疗的禁忌

急性腹部疾病尚未明确诊断前不宜用热疗。热疗虽能减轻疼痛，但易掩盖病情真相而耽误诊断和治疗。

面部危险三角区感染化脓时忌热疗。因该处血管丰富又无瓣膜，且与颅内海绵窦相通；热疗能使血管扩张，导致细菌和毒素进入血液循环，使炎症扩散，造成严重的颅内感染和败血症。

各种脏器出血者禁用热疗。因用热可使局部血管扩张，增加脏器血流量和血管通透性而加重出血。

软组织挫伤、扭伤或砸伤初期（前三天）忌用热疗。因热疗促进血液循环，增加皮下出血及疼痛。

皮肤湿疹、细菌性结膜炎，应禁热疗。因热疗可使局部温度升高，有利于细菌繁殖和分泌物增多而加重病情。

八、热疗的方法

热疗的方法有干热和湿热两种。

（一）干热法

1. 热水袋

热水袋热敷常用于解痉、镇痛、保暖。

1）用物

热水袋及布套、水罐内盛热水、水温计、擦布。

2）操作方法

测量水温调节温度至 60 ~ 70℃。昏迷、局部知觉麻痹、麻醉未清醒患者，小儿、老年等患者，水温应调至 50℃。

放平热水袋，去塞，左手持热水袋口边缘，右手灌水，一边灌一边提高热水袋，使水不致溢出，一般灌至热水袋容积的 1/2 或 2/3 即可，如敷在炎症部位，只灌 1/3 满，以免压力过大引起疼痛。

将热水袋慢慢放平，排出袋内空气，拧紧塞子，擦干，然后倒提热水袋并轻挤一下，检查无漏水后装入布套中，将热水袋放置于所需部位。

用毕将水倒净，倒挂晾干后吹入空气，拧紧塞子，放于阴凉处；凡经传染病患者用过的热水袋，必须消毒后用清水洗净，再按橡皮类用品保管法处理。

3）注意事项

必须加强责任心，严格执行交接班制度，严防烫伤。皮肤内的神经容易麻木（感觉麻痹），患者可能感觉不到烫痛。尤其是小儿、老年、昏迷及局部知觉麻痹者使用热水袋时，除水温不超过50℃外，热水袋应用大毛巾包裹，以免直接接触患者的皮肤引起烫伤，并经常观察皮肤的颜色。

发现局部皮肤潮红时，应立即停止使用，并在局部涂凡士林或温敷95%酒精，有止痛和限制渗出的作用。

2. 化学加热袋

化学加热袋是密封的、大小不等的塑料容器，内盛不同的化合物，在进行热疗时用手揉搓，敲打或挤压袋子，使袋内的化合物发生化学反应而产热。产热的材料有应用铁粉、活性炭、食盐、锯末、水等，在其氧化过程中产热时最高温度可达76℃，平均温度为56℃，可持续使用2 h左右，长时间使用应注意防止烫伤。

3. 烤灯

1）红外线灯

红外线灯利用红外线辐射作用于人体组织，促进局部血液循环，改善局部组织营养，达到消炎、镇痛、解痉，促进创面干燥结痂，保护肉芽和上皮再生，促进伤口愈合。一般用于软组织损伤和术后伤口感染等。

操作方法：向患者做操作前解释，患者如有过热、心慌、头晕，应及时告诉医护人员。暴露热疗部位，移动灯头到治疗部位斜上方或侧方，有保护罩的灯头，可以垂直照射。调节照射剂量以温热感为宜（一般灯距为30～50 cm），可用物试温感，每次照射时间20～30 min，照射完毕应休息15 min后再离开治疗室，以防感冒。

注意事项：照射过程中必须保持体位舒适和稳定。面颈部及前胸部照射者应注意保护病员的眼睛，一般戴有色的眼镜或用纱布遮盖。根据治疗部位选择灯头，如手、足等小部位用50 W为宜，胸腹、腰背部等可用500～1 000 W的大灯头，要经常观察局部皮肤颜色和用手试温，防止烫伤。

2）鹅颈灯

鹅颈灯是利用红外线、可见光线和热空气三者结合的辐射热作用而产生热疗作用的。常用的灯功率为40～60 W，操作方法同红外线灯。

3）护架灯

护架灯是利用辐射热保暖以及吸收体表分泌物，使体表干燥，防止感染。

护架灯是在金属架上安装电线及灯泡（每个护架有4～6个60～100 W的灯泡）。使用时护架上面覆盖无菌大单，保持一定温度（成人约49℃，小儿约35℃），常用于烧伤患者，应注意安全，防止引起火灾。

4）立灯

立灯常用于晨、晚间护理时，如发现患者臀部发红时用以照射来预防褥疮的发生。

4. 电热毯或电热垫

一般用于保暖，使用时注意衣物、被褥的干燥。防止触电，用前插上电源，观察温度适宜时取下插头再使用较安全。

（二）湿热法

1. 湿布热敷

常用于消炎镇痛。

1）用物

治疗盘内盛小盆热水、敷布 2 块、镊子 2 个、凡士林、纱布、棉签、棉垫、油布治疗巾、大毛巾、热水袋。

2）操作方法

备齐用物携至床旁，向患者做操作前解释并进行患者确认。

露出热敷部位，将油布治疗巾垫在热敷部位正面，局部涂凡士林（范围要大于热敷面积），盖上一层纱布。

用镊子拧干敷布，以不滴水为度，抖开敷布用手掌测试温度不烫手即可敷在患处，上面盖棉垫，并放置水袋，以维持温度，用大毛巾包裹。如患者感到烫热，可揭开敷布一角以散热。

酌情更换敷布，湿敷 20 min 后，取下敷布，用纱布擦去凡士林，盖好治疗部位，清理用物，归还原处。

3）注意事项

面部热敷者，术后半小时方能外出，防止受凉。

注意观察热敷部位皮肤状况，尤其对老幼和危重患者使用时须严防烫伤。

对有伤口的部位做热敷时，应按无菌操作进行，热敷前擦净伤口，敷后按换药法处理伤口。

2. 硫酸镁湿热敷

常用于局部肿胀或肌内注射所致的硬结治疗，方法同湿布热敷，将浸泡在温热的 25% ~ 50% 硫酸镁溶液中的敷布，拧至不滴水为度，抖开敷于患处，再用热水袋保持温度，5 min 后更换一次敷布，一般敷 20 min。

3. 松节油热敷

用于促进肠蠕动，减轻肠胀气。

1）用物

药杯内盛松节油与植物油混合液（成人按 1 ：4 混合，即 1 份松节油加 4 份植物油，小儿按 1 ：6 或 1 ：8 混合），肛管排气的用物一套，毛毯，中单，余同敷布热敷法。

2）操作方法

备齐用物至床旁，向患者做好解释，帮助患者解小便。

用毛毯遮盖患者胸部，中单横折垫于腰下，插好肛管。

露出腹部，涂以松节油混合液（自脐下 3 cm 至耻骨联合，两侧至髂前上棘的范围内），盖上纱布热敷垫、热水袋、棉垫，用中单包裹。

隔 3 ~ 5 min 更换敷布一次，5 ~ 10 min 涂混合油一次，一般热敷 20 min。

注意观察患者排气情况及皮肤颜色，如皮肤呈红色或起泡时，应停止敷用，擦干腹部，并在局部涂以润滑油。热敷毕，清洁皮肤，整理床铺，肛管保留 20 min 后拔出，清理用物及记录。

4. 局部浸泡

用于消炎、镇痛、清洁创口等。

1）用物

浸泡盆（大小按浸泡部位选用），内盛 43 ~ 46℃热水或药液半盆，水温计，另备 70℃左右的热水或药液作加温用。

2）操作方法

将需浸泡的肢体慢慢放入盆中，调节水温至患者能够耐受的程度，并逐渐添加热水或药液，以维持所需温度。浸泡时患者的体位要舒适，以免造成肌肉紧张、痉挛等。浸泡 30 min，擦干肢体，如有伤口者，按换药法处理伤口，整理用物。

5. 热水坐浴

热水坐浴可减轻盆腔、直肠器官的充血，达到镇痛、消肿和清洁作用，常用于肛门手术前后、直肠瘘管及会阴伤口炎症等。阴道出血、月经期、妊娠末期与盆腔器官有急性炎症时不宜坐浴，以免引起感染。

1）用物

坐浴盆及坐浴椅、无菌纱布 2 块、水温计、热水瓶、高锰酸钾粉、95% 酒精、火柴。

2）操作方法

消毒坐浴盆，置于坐浴椅上，倒入坐浴液（配成 1 : 5 000 高锰酸钾溶液），以浴盆 1/2 满为宜，将温度调至 38 ~ 43℃。

嘱患者排便后坐入盆内浸泡 20 ~ 30 min，擦干臀部，根据伤口情况进行换药，整理用物。如用中药坐浴（野菊花、夏枯草等），应先熏后洗。

第四章 老年人常见疾病护理

第一节 老年肺炎患者的护理

老年肺炎是指发生于老年人终末气道、肺泡和间质的炎症，是老年人的常见病，其发病率随着年龄的增长而升高。因老年肺炎患者肺功能基础差，常合并多种基础疾病，易出现多器官功能损害，病死率高。老年肺炎的临床表现常不典型，起病急骤，发展迅速，常有受凉、淋雨、劳累、病毒感染等诱因，开始可无发热、咳嗽、咳痰、胸痛、寒战等肺炎常见症状，而是以恶心、呕吐、食欲缺乏、腹泻、乏力、意识状态改变等消化系统和神经系统症状出现，因此容易漏诊而延误治疗。

一、概述

（一）病史

1. 病因和既往史

老年肺炎绝大多数由感染所致，细菌是主要病原体。相关病因主要如下。

年龄 > 65 岁：随着年龄的增长，老年人肺的结构、功能和横膈位置会发生变化，气道净化能力下降，影响肺的天然防御机制。

合并基础疾病：慢性基础疾病是老年肺炎最重要的危险因素，如合并糖尿病、充血性心力衰竭、恶性肿瘤、神经系统疾病等。

不显性吸入：不显性吸入在老年人，尤其是在中枢神经系统疾病的老年人中较为常见，发生原因主要是咽喉功能减退或受抑制，表现为咳嗽和吞咽反射障碍，当进食和睡眠时将咽喉部的定植菌吸入下呼吸道而导致肺炎发生。

其他：如老年人纤毛黏液装置功能下降、防御功能减退、营养不良、集体居住、近期住院、气管插管或留置胃管、健康状态较差、吸烟和近期手术等。

2. 分类

按肺炎患病的环境分成两类。

社区获得性肺炎（CAP）：是指在医院外罹患的感染性肺实质炎症，包括具有明确潜伏期的病原体感染而在入院后平均潜伏期内发病的肺炎。传播途径为空气或血源传播，感染耐药菌普遍。

医院获得性肺炎（HAP）：指患者在入院时既不存在，也不处于潜伏期，而在入院48 h以后发生的肺部感染，也包括出院后48 h内发生的肺炎。其中以呼吸机相关性肺炎最为多见，治疗和预防较困难。

除了在医院，在老年护理院生活的人群的肺炎易感性亦高，临床特征和病因学分布介于

CAP 和 HAP 之间，可按 HAP 处理。

3. 致病菌

CAP 中以肺炎链球菌为最主要的致病菌。HAP 以革兰阴性杆菌最常见，其中又以克雷伯杆菌及铜绿假单胞菌最常见，金黄色葡萄球菌、肺炎链球菌和厌氧菌也多见。

（二）身体状况

一般评估：评估患者精神状态，有无急性病容，有无面颊绯红、口唇发绀、皮肤黏膜出血、浅表淋巴结肿大等，有无食欲减退、乏力、精神萎靡、恶心、呕吐等。

生命体征与意识状况评估：评估有无生命体征异常，如呼吸频率加快和节律异常、心动过速、血压下降、体温升高或下降等；判断患者意识是否清醒，有无烦躁、嗜睡、惊厥和表情淡漠等意识障碍。

咳嗽和吞咽功能评估：评估患者有无咳嗽和吞咽反射障碍。可采用洼田饮水试验量表进行评估，让患者端坐，喝下 30 mL 温开水，观察其喝水所需时间及呛咳情况。

临床表现：起病缓慢，多数患者无高热、咳嗽、咳痰、胸痛等典型呼吸道症状，首发症状常表现为呼吸加快及呼吸困难。与呼吸道症状轻微或缺如相反，老年肺炎患者全身中毒症状常表现明显，主要有食欲减退、乏力、精神萎靡、恶心、呕吐、心率增快、心律失常、谵妄、意识模糊等，重症患者血压下降，甚至昏迷。因可能有潜在的器官功能不全，易并发呼吸衰竭、心力衰竭、休克、弥散性血管内凝血（DIC）、电解质紊乱和酸碱平衡紊乱等严重并发症。体征上可出现脉速、呼吸快，胸部听诊可闻及湿啰音，或伴有呼吸音减弱及支气管肺泡呼吸音。

日常自理能力评估：采用日常生活活动能力评定表评估患者的生活自理情况，对中、重度依赖患者及时提供日常生活帮助。

（三）实验室及其他检查

炎症标志物：外周血白细胞和中性粒细胞升高不明显，需要借助其他血液炎症标志物，如C反应蛋白、红细胞沉降率、降钙素原等进行综合判断。

影像学检查：胸部影像异常是诊断肺炎的重要标志。胸部 X 线检查显示片状、斑片状浸润性阴影或间质性改变，伴或不伴有胸腔积液。胸部 CT 检查出现新的或进展性肺部浸润影。

痰标本检测：最常见的病原学检查方法是痰涂片镜检及痰培养，具有简便、无创等优点，但由于口咽部存在大量定植菌，经口中咳出的痰标本易受污染，必要时可经人工气道吸引或经纤维支气管镜通过防污染样本毛刷获取标本。

（四）心理、社会状况

老年肺炎患者因病程长而可能引起烦躁或抑郁等负性情绪，应注意评估患者家属对患者病情和预后的态度，以及评估家庭的照顾和支持能力。

二、治疗原则

（一）一般治疗

老年肺炎一旦确诊，应住院治疗。卧床休息，室内保持空气新鲜和适宜的温度和湿度，以利于气道的湿化和痰的稀释排出。环境应保持安静，以利于患者的睡眠和休息。发热和呼吸急促的患者不显性失水增加，应予以补液并维持水电解质和酸碱平衡以减少并发症。如伴有胸痛可用少量镇痛药，体温过高者应予以降温，以免诱发或加剧心律失常、心力衰竭或急性冠状动脉供血不足，但要避免大量给予解热镇痛药致使患者大汗淋漓而虚脱。止咳平喘和祛痰剂的应用，一般有利于解除支气管痉挛和痰液的稀释排出，但应避免应用强效镇咳剂，以防止咳嗽中枢受抑制，痰液不能有效咳出，导致气道阻塞和感染加重。原来应用免疫抑制剂（如大剂量糖皮质激素、化疗药物等）者应尽可能减量或停用，以便恢复患者的防御功能。应尽量避免麻醉剂、大量镇静安定剂或中枢神经系统抑制剂的应用，导致药物对呼吸中枢、咳嗽和呕吐反射的抑制。痰液黏稠、咳痰困难者可给予雾化治疗、翻身叩背和体位引流，保持呼吸道通畅。低氧血症者应给予氧疗。改善患者的营养，保证其每天摄入足够的热量、蛋白质、维生素等，纠正贫血和低蛋白血症，不仅可增强机体的防御功能，也有利于损伤组织的修复和感染的控制。鼓励适当的活动，卧床不起和衰弱者予以肢体按摩和被动活动，可减少肢体静脉血栓形成或肺栓塞的发生。注意通便并避免过度用力排便。伴发的基础疾病如糖尿病、心力衰竭、冠心病、心绞痛和心律失常等也应同时积极治疗。

（二）抗生素的应用

正确选用抗生素是治疗老年细菌性肺炎的关键，一旦确诊老年细菌性肺炎，患者宜尽早应用足量抗生素，必要时联合用药，并适当延长疗程。开始时可进行经验性治疗，如经验性选药的思路主要是分析患者是肺炎还是医院获得性感染肺炎，根据当地的流行病学资料、患者的临床表现、血常规和胸部 X 线估测主要致病源，并综合考虑本地区和本医院各种抗生素及细菌耐药情况，以及患者既往应用抗菌药物的资料和单位药源供应情况。社区获得性肺炎的经验性选药，抗菌谱应包括肺炎链球菌、流感嗜血杆菌和革兰阴性杆菌。有地区性流行性感冒、军团菌或支原体流行时，抗菌谱还应包括金黄色葡萄球菌、军团菌或支原体。大多数医院获得性肺炎是由吸入口咽部的定植菌引起的，选用抗菌药物的抗菌谱应包括革兰阴性杆菌、嗜氧革兰阳性菌和某些厌氧菌。气管切开和应用机械通气的患者的抗菌谱还应包括铜绿假单胞菌。

经过痰涂片、培养或各种免疫学检查，在明确肺炎致病源以后，可有针对性地来选择抗菌药物。可根据细菌的药物敏感试验结果和经验性治疗的初始反应来决定是否更换或调整抗生素。

老年细菌性肺炎抗生素的选择还需根据患者的病情个体化用药。若患者不是高龄，平时的健康状态尚好，没有严重的慢性疾病和重要脏器功能不全，则可选用一般的抗生素，在体温、血常规正常和痰液变白后 3 ~ 5 d 停药观察。若患者高龄、基础状况差，伴有严重慢性病和肺炎并发症或肺炎中毒症状很严重，则可选用强效广谱抗生素或联合用药，力争尽早控制感染。一般认为，青霉素加氨基糖苷类药物或头孢菌素加氨基糖苷类药物有协同抗菌作用，而青霉素加头孢菌素有扩大抗菌谱和药效相加作用。治疗这类老年肺炎疗程应适当延长，在体温、血常规和痰液正常后 5 ~ 7 d 再考虑停药。肺炎治疗过程中应复查胸部 X 线片，原则上抗生素应用到 X 线片上肺阴影基本或完全吸收，至少应大部分吸收。但部分老年人，尤其是长期卧床者，两肺底常可听到细湿啰音，不必为此长期应用抗生素。

（三）老年人用药的特殊考虑

抗生素和呼吸系统常用药物的药理学性质、药物剂量和用药方法可参见相关书籍。需要强调的是，临床医生为治疗老年肺炎选用药物时，应充分考虑老年人的以下特点：与年龄相关的生物学和生理学改变引起的药物代谢动力学改变，可导致肺炎疗效不佳和增加药物的不安全性。发生药物不良反应的危险性随年龄增长而增加，老年人往往同时患有多系统或多种慢性疾病，自身稳定性和调节功能受损，常应用多种药物，这些因素共同作用，常增加了药物对器官功能的易损性和药物间相互作用的复杂性。应详细了解老年肺炎患者伴存的所有疾病和所用药物的相互影响，以确保药物治疗的安全和有效。

肝脏是药物代谢的主要场所，肝脏血流速度是肝脏药物清除的主要限速因素之一。研究表明，年龄从 25 岁到 65 岁，肝脏血流减少 40% ~ 45%。不少药物通过肝微粒体氧化来代谢，肝微粒体酶随着年龄的增长而减少，因此老年人对某些药物的清除能力降低。当然，无论什么年龄都存在个体差异，有很多其他药理学和内外环境的因素（如饮酒、吸烟、喝咖啡等）都可能影响药物代谢。

正常的老化过程明显影响肾功能，减少肾脏对药物的排出，肾小球滤过率（GFR）、肾小管的分泌和重吸收功能均随年龄的增加逐渐减低，因此，有赖于 GFR（如氨基糖苷类）和肾小管分泌（如青霉素）来排出的药物将随着年龄的增长，排出率降低。某些疾病如高血压、动脉硬化、糖尿病等对肾功能有严重危害，因此，在选择抗生素种类和剂量前，应详细了解和评价患者的肾功能情况。但仅凭血肌酐来评估老年人的肾功能是不可靠的，因为老年人肌群和肌酐产量减少，可以使肾功能减低者的血肌酐增高，而实际上 GFR 已显著减低。

最好根据实际测量患者的 GFR 来确定药物剂量，但这在临床上并不方便和实用。使用 Cockroft–Gault 公式，可根据患者的年龄和血肌酐来推算肌酐清除率（CL_{cr}）的近似值。其公式为：

男性 CL_{cr} = [（140- 年龄）× 体重]/72 × 血肌酐

女性 CL_{cr} = 0.85 × 男性 CL_{cr}

药物剂量一般可根据以上计算的 CL_{cr} 值来调整。主要由肾脏排泄，具有较大肾毒性的药物（如氨基糖苷类、万古霉素）应通过监测血药浓度来调整剂量和给药方案。

已有研究表明，药物不良反应的发生率随年龄增长而增加，增加药物不良反应的危险因素有：低治疗比率（有效剂量和中毒量相近）的药物（如氨基糖苷类、茶碱），应用多种药物，同时罹患多种慢性疾病和改变药物的排出。尤其是应用多种药物，可使药物不良反应呈指数而不是线性的增加。病理性疾病状态和老年人的生理学变化可改变老年肺炎患者体内药物的代谢和排出。老年人系统性疾病的发生率高，因此老年肺炎患者对抗生素的选择，应尽量避免对已受损器官有不良影响，如慢性肾损害者应禁用氨基糖苷类药物。

三、护理

（一）一般护理

环境与休息：保持室内空气新鲜，温度控制在 18 ~ 25℃为宜。住院早期应卧床休息，并发休克者取仰卧中凹位，头胸部抬高约 20°，下肢抬高约 30°，以利于呼吸和静脉血回流。

同时给予高流量吸氧，协助患者翻身、拍背，必要时予以机械吸痰。

饮食护理：提供足够热量、蛋白质和维生素的流质或半流质食物，以补充高热引起的营养物质消耗，饮食宜清淡易消化。鼓励患者多饮水，每日 1 500 ~ 2 000 mL，以保证足够的摄入量，并利于稀释痰液。忌烟酒，少食辛辣刺激性食物，以免产生过度咳嗽。可多食雪梨、百合、银耳等润肺的食物。

（二）病情观察

意识与生命体征观察。观察患者精神和意识状态，有无精神萎靡、表情淡漠、烦躁不安、神志模糊等。老年肺炎并发症严重，应严密观察患者的神志、呼吸、血压、心率及心律等生命特征变化，有无心率加快、脉搏细速、血压下降、脉压变小、体温不升或高热、呼吸困难等，警惕呼吸衰竭、心力衰竭、休克等并发症的发生，必要时予以心电监护。

血气分析：观察血气分析 SaO_2 有无下降、有无 PaO_2 减低和（或）$PaCO_2$ 升高。

水、电解质及 24 h 出入液量的观察：观察有无水、电解质紊乱及酸碱失衡、出入液量不平衡、少尿无尿的发生。

痰液的观察：观察痰液的性状、黏稠度，有无特殊的气味。

（三）用药护理

遵医嘱使用抗生素，观察疗效和不良反应。应用头孢唑林钠可出现发热、皮疹、胃肠道不适等不良反应；喹诺酮类药物（氧氟沙星、环丙沙星）偶见皮疹、恶心等不良反应；氨基糖苷类抗生素有肾、耳毒性，老年人或肾功能减退者应特别注意有无耳鸣、头晕、唇舌发麻等不良反应。患者一旦出现严重不良反应，应及时与医生沟通并做出相应处理。

（四）基础与生活护理

做好口腔、会阴护理：鼓励患者经常漱口，口唇疱疹者局部涂抗病毒软膏，防止继发感染。生活不能自理者做好口腔护理；留置导尿者加强会阴护理，及时留取中段尿培养。

卧床休息，注意保暖：高热患者应卧床休息，以减少耗氧量，缓解头痛、肌肉酸痛等症状。病室应尽可能保持安静并维持适宜的温度、相对湿度。

床头抬高，防止发生误吸：床头抬高，保持呼吸道通畅。鼓励患者自主咳嗽，咳出痰液，并给予祛痰药。经常改变体位、叩背排痰，必要时雾化吸入稀释痰液的药物以利于排痰。除非干咳剧烈者，否则一般不用镇静药和少用止咳剂。

做好高热护理：可采用温水擦浴、冰袋、冰帽等物理降温措施，以逐渐降温为宜，防止虚脱发生。当患者大汗时需及时协助擦拭和更换衣裤，避免受凉。必要时遵医嘱使用退烧药，静脉补充因发热而丢失的水分和盐，加快毒素排出和热量散发。控制补液速度，避免速度过快导致急性肺水肿发生。

（五）专科护理

1. 氧疗护理

低流量吸氧的流量是 1 ~ 2 L/min，中流量吸氧的流量是 2 ~ 4 L/min，高流量吸氧流量是 4 ~ 6 L/min，对急性期患者给予中高流量吸氧，维持 $PaO_2 > 60$ mmHg，$SpO_2 > 90\%$，及时添加湿化水并做好吸氧装置的消毒。

2. 气道护理

指导患者进行有效咳嗽，协助叩背以促进痰液排出。无效者可以采用负压吸引器吸痰。痰液黏稠者可以予以雾化吸入稀释痰液。机械通气患者吸痰需严格遵循无菌操作，评估痰液黏稠度，按需湿化。

3. 抗生素使用护理

老年肺炎患者使用抗生素时间一般较长，用药品种多，不良反应发生率高，要重视长期使用广谱抗生素而导致的二重感染，观察患者口腔黏膜有无霉菌生长、有无腹泻发生，及时留取大便培养。

4. 痰液标本采集

痰标本采集方法主要有两种。

自然咳痰法：最常用，留取方法简便。患者晨起后首先以清水漱口数次，以减少口腔杂菌污染；之后用力咳出深部第一口痰，并留于加盖的无菌容器中作为痰标本；痰标本留好后尽快送检，一般不超过 2 h；若患者无痰，可用高渗盐水（3% ~ 10%）雾化吸入导痰。

经环甲膜穿刺气管吸引或经纤维支气管镜使用防污染样本毛刷留取痰标本：可防止咽喉部定植菌污染痰液标本，对肺部感染的病因判断和药物选用有重要价值。

（六）心理护理

关心、安慰患者，认真倾听其主诉，耐心细致地解释治疗情况及取得的成效，及时采取措施缓解患者不适，使患者能够积极配合治疗。

（七）康复护理

1. 肺功能训练

缩唇呼气：通过缩唇形成的微弱阻力来延长呼气时间，增加气道压力、延缓气道塌陷。

操作要领：闭嘴经鼻吸气，然后通过缩唇（吹口哨样）缓慢呼气，同时收缩腹部。吸气与呼气时间比为 1：2 或 1：3。

缩唇的程度与呼气流量：以能使距口唇 15 ~ 20 cm 处，与口唇等高水平的蜡烛火焰随气流倾斜又不至于熄灭为宜。

膈式或腹式呼吸：患者可取立位、平卧位或半卧位，两手分别放于前胸部和上腹部。用鼻缓慢吸气时，膈肌最大程度下降，腹肌松弛，腹部凸出，手感到腹部向上抬起。呼气时经口呼出，腹肌收缩，膈肌松弛，膈肌随腹腔内压增加而上抬，推动肺部气体排出，手感到腹部下降。另外，可以在腹部放置小枕头、杂志或书帮助训练腹式呼吸。如果吸气时物体上升，证明是腹式呼吸。

频率：每天训练 3 ~ 4 次，每次反复 8 ~ 10 次。

2. 其他运动训练

如有氧运动、步行、爬楼梯、做体操等全身运动，以提高通气功能。

（八）出院指导

疾病指导：避免上呼吸道感染、淋雨受寒、过度疲劳、醉酒等诱因。加强体育锻炼，增加营养。长期卧床者应注意经常改变体位、翻身叩背，随时咳出气道内痰液。易感人群如年老体弱者、慢性病患者可接种流感疫苗、肺炎疫苗等，以预防发病。

用药指导：指导患者遵医嘱、按疗程用药，出院后定期随访。出现高热、心率增快、咳嗽、咳痰、胸痛等症状及时复诊。

饮食指导：饮食宜清淡、易消化，食高热量、高蛋白、高维生素的流质或半流质饮食，注意少量多餐，补充足够的水分。

运动训练指导：指导患者坚持有氧运动、步行、爬楼梯、做体操等全身运动，以提高通气功能。

健康行为指导：饮食营养均衡、戒烟忌酒、加强体育锻炼，增强体质，提高机体抵抗力。

第二节　慢性阻塞性肺疾病患者的护理

慢性阻塞性肺疾病（COPD）是指由于慢性气道阻塞引起肺通气功能障碍的一组疾病。是严重危害老年人健康的常见病、多发病。在中国，40 岁以上人群 COPD 患病率为 8.2%，且男性多于女性，给患者及其家庭、社会带来了沉重的经济负担。慢性支气管炎（简称慢支）和慢性阻塞性肺气肿（简称肺气肿）是导致 COPD 的最常见疾病。

一、概述

（一）病史

1.病因和既往史

确切的病因不清楚，目前认为与肺部对香烟、烟雾等有害气体或有害颗粒的异常炎症反应有关。COPD 多由慢支和肺气肿发展而来。当慢支或肺气肿患者病情严重到一定程度，肺功能检查出现持续气流受限，气流受限不能完全可逆时，则诊断为 COPD。慢支是指支气管壁的慢性非特异性炎症，其诊断标准是除其他原因引起的慢性咳嗽外，每年咳嗽、咳痰（或伴喘息）至少 3 个月，并连续 2 年或更长。肺气肿系指终末细支气管远端气腔出现异常持久的扩张，并伴有肺泡壁和细支气管壁的破坏而无明显肺纤维化。肺气肿典型的临床表现是逐渐加重的呼吸困难和肺气肿体征。

2.危险因素评估

COPD 发病是遗传因素与环境因素共同作用的结果。

1）遗传因素

某些遗传因素可增加 COPD 发病的危险性，已知的遗传因素为 α_1- 抗胰蛋白酶（α_1-AT）缺乏。蛋白水解酶对组织有损伤、破坏作用，能分解弹力纤维，引起肺气肿病变。抗胰蛋白酶对弹性蛋白等多种蛋白酶有抑制作用，其中 α_1- 抗胰蛋白酶是功能最强的一种。蛋白酶和抗蛋白酶维持平衡是保证肺组织正常结构免受损伤和破坏的主要因素。蛋白酶增多或抗蛋白酶不足均可导致肺气肿。

2）环境因素

吸烟和被动吸烟：吸烟和被动吸烟是发生 COPD 最常见的危险因素。吸烟者呼吸道症状、肺功能受损程度以及患病后病死率均明显高于非吸烟者。吸烟和被动吸烟时间越长，吸烟量越大，患病率越高，戒烟和减少被动吸烟后可使病情减轻。

生产性粉尘和化学物质：当吸入各种生产性粉尘和其他有害烟雾等化学物质，浓度过大或接触时间过长可引起 COPD 的发生。

室内外空气污染：大气污染的慢性刺激，常为本病的诱发因素之一。室内使用生物燃料烹饪和取暖所致的室内空气污染也是 COPD 发生的危险因素之一。

感染：病毒和细菌感染是 COPD 急性加重、发生、发展的重要原因，儿童期严重的下呼吸道感染与成年后肺功能的下降及呼吸道症状有关。

3. 病原体评估

病毒、细菌等感染是慢性支气管炎发生、发展的重要原因。病毒感染以流感病毒、鼻病毒、腺病毒和呼吸道合胞病毒较为常见。细菌感染常继发于病毒感染，常见病原体为肺炎链球菌、流感嗜血杆菌、卡他莫拉菌和葡萄球菌等。

（二）身体状况

生命体征及意识状态评估：做好生命体征监测，发热时定时测量体温。观察评估患者有无缺氧及二氧化碳潴留的相关症状和体征，如有无气短、气喘及呼吸费力，有无烦躁不安、神思恍惚、谵妄或昏迷等意识状态的改变。观察咳嗽、咳痰情况，痰液的性质及量。

呼吸困难程度：采用改良版英国医学研究委员会呼吸问卷，对呼吸困难严重程度进行评估。

心肺功能评估：根据（第一秒用力呼气量 FEV_1）/（用力肺活量 FVC）预计值下降的幅度，对 COPD 的肺功能进行评估。6 min 步行距离测试，行走距离 < 150 m 则提示重度心功能不全。

营养状况评估：当 BMI < 21 kg/m^2 时患者的病死率增加。虽然 FEV_1 占预计值的百分数对反映 COPD 严重程度、患者的健康状况及病死率有一定价值，但不能完全反映 COPD 复杂的严重情况。研究证明，体重指数（BMI）和呼吸困难分级对 COPD 的生存率具有较好的预测价值。

症状与生活质量评估：采用 COPD 评估测试（CAT）问卷进行评估。

因此，目前认为将 FEV_1、呼吸困难分级、BMI 和 6 min 步行距离组成一个综合的多因素分级系统，分别从气流受限程度、症状、患者的营养状况和运动耐力四个方面对 COPD 的严重程度进行综合评价，比单纯用 FEV，能更好地反映 COPD 的预后。

（三）实验室及其他检查

1. 肺功能检查

肺功能检查是判断气流受限的主要客观指标，对 COPD 诊断、严重程度评价、疾病进展、预后及治疗反应等有重要意义。

FEV_1/FVC 占预计值的百分数：分别为评价气流受限的敏感指标和评估 COPD 严重程度的良好指标，吸入支气管舒张药后 FEV_1/FVC < 70% 及 FEV_1 < 80% 预计值者，可确定患者存在不能完全可逆的持续气流受限。

肺总量（TLC）、功能残气量（FRC）和残气量（RV）增高，肺活量（VC）减低，表明肺过度充气，有参考价值。

肺一氧化碳弥散量（dLCO）及其肺泡通气量（AVV）比值下降，对诊断有参考价值。

2. X 线检查

X 线检查对 COPD 诊断特异性不高，主要用于肺部并发症及其他肺疾病鉴别。患者早期 X 线片示可无变化，以后可出现肺纹理增粗、紊乱等非特异性改变，也可出现肺气肿改变。

3. 痰标本检测

痰培养可能检出病原菌。常见病原菌为肺炎链球菌、流感嗜血杆菌、卡他莫拉菌、肺炎克雷白杆菌等。

4. 其他

COPD 并发细菌感染时，外周血白细胞增高，核左移。中性粒细胞增多，血红蛋白、红细胞计数和血细胞比容可增高。血气分析中 $PaO_2 < 60 \, mmHg$，伴或不伴有 $PaCO_2 = 50 \, mmHg$，提示呼吸衰竭。如 $pH < 7.30$、$PaO_2 < 50 \, mmHg$、$PaCO_2 > 70 \, mmHg$，提示病情危重。

（四）心理－社会状况

有无焦虑、孤独、失眠及忧郁等，评估家庭成员及社会对患者的照顾能力、支持能力以及经济状况。

二、治疗原则

治疗目的是减轻症状，阻止病情发展；缓解或阻止肺功能下降；改善活动能力，提高生活质量；降低病死率。

教育与督促患者戒烟（迄今被证明可有效延缓肺功能进行性下降的措施仅有戒烟）；使患者了解 COPD 的病理、生理与临床基础知识；掌握一般和某些特殊的治疗方法；学会自我控制病情的技巧，如腹式呼气及缩唇呼气锻炼等；了解赴医院就诊的时机；社区医生定期随访。

控制职业性或环境污染：避免或防止粉尘、烟雾及有害气体吸入。

（一）药物治疗

药物治疗用于预防和控制症状，减少急性加重的频率和严重程度，提高运动耐力和生活质量。根据疾病的严重程度，逐步增加药物治疗，如果没有出现明显的药物不良反应或病情的恶化，应在同一水平维持长期的规律治疗。根据患者对治疗的反应及时调整治疗方案。

1. 支气管舒张剂

可松弛支气管平滑肌、扩张支气管、缓解气流受限，是控制 COPD 症状的主要治疗措施。短期按需应用可缓解症状，长期规律应用可预防和减轻症状，增加运动耐力，但不能使所有患者的 FEV_1 都得到改善。与口服药物相比，吸入药剂不良反应小，因此多首选吸入治疗。

主要的支气管舒张剂有 β_2－受体激动药、抗胆碱药及甲基黄嘌呤类，根据药物的作用及患者的治疗反应选用。不同作用机制与作用时间的药物联合可增强支气管舒张作用、减少不良反应。β_2－受体激动药、抗胆碱药物和（或）茶碱联合应用，肺功能与健康状况可获进一步改善。

β_2－受体激动药：主要有沙丁胺醇、特布他林等，为短效定量雾化吸入剂，数分钟内开始起效，15 ~ 30 min 达到峰值，持续疗效 4 ~ 5 h，每次剂量 100 ~ 200 μg，24 h 内不超过 12 μg。主要用于缓解症状，按需使用。福莫特罗为长效 β- 受体激动药定量吸入剂，作用持续 12 h 以上，与短效 β_2- 受体激动药相比，维持作用时间更长。福莫特罗吸入后 1 ~ 3 min 起效，常用剂量为 4.5 ~ 9 g，每日 2 次。

抗胆碱药：主要品种有异丙托溴铵气雾剂，可阻断 M 胆碱受体。定量吸入时，开始作用的时间比沙丁胺醇等短效 β_2- 受体激动药慢，但持续时间长，30 ~ 90 min 达最大效果，维持 6 ~ 8 h，每次剂量为 40 ~ 80 μg，每天 3 ~ 4 次。该药不良反应小，长期吸入可改善 COPD 患者的健康状况。噻托溴铵选择性作用于 M_2 受体，为长效抗胆碱药，作用长达 24 小时以上，吸入剂量为 18 μg，每天 1 次。长期吸入可增加深吸气量，减低呼气末肺容积，进而改善呼吸困难，提高患者运动耐力和生活质量，也可减少急性加重频率。

茶碱类药物：可解除气道平滑肌痉挛，广泛用于 COPD 的治疗。另外，还有改善心搏血量、舒张全身血管、增加水盐排出、兴奋中枢神经系统、改善呼吸肌功能以及抗感染等作用。但总的来看，在一般治疗量的血药浓度下，茶碱其他多方面的作用不是很突出。缓释型或控释型茶碱每天 1 次或 2 次口服可达稳定的血浆浓度，对 COPD 有一定效果。茶碱血药浓度监测对估计疗效和不良反应有一定意义。茶碱血药浓度 > 5 mg/L 即有治疗作用；茶碱血药浓度 > 15 mg/L 时不良反应明显增加。吸烟、饮酒、服用抗惊厥药、利福平等可引起肝脏酶受损并缩短茶碱半衰期；老年人、持续发热、心力衰竭和肝功能明显障碍者，同时应用西咪替丁、大环内酯类药物（红霉素等）、氟喹诺酮类药物（环丙沙星等）和口服避孕药等都可能使茶碱血药浓度增加。

2. 糖皮质激素

COPD 稳定期内长期应用糖皮质激素吸入治疗并不能阻止其 FEV_1 的降低趋势。长期规律地吸入糖皮质激素较适用于 FEV_1 < 50% 预计值（Ⅲ级和Ⅳ级）并且有临床症状以及反复加重的 COPD 患者。这一治疗可降低急性加重频率，提高生活质量。联合吸入糖皮质激素和 β_2- 受体激动药，比各自的单用效果好，如布地奈德 + 福莫特罗、氟替卡松 + 沙美特罗两种联合制剂。对 COPD 患者不推荐长期口服糖皮质激素治疗。

3. 其他药物

祛痰药：COPD 患者气道内可产生大量黏液分泌物，可促使继发感染，并影响气道通畅。应用祛痰药有利于气道引流通畅，改善通气，但除少数有黏痰患者获效外，总的来说效果并不十分确切。常用药物有盐酸氨溴索、乙酰半胱氨酸等。

抗氧化剂：COPD 气道炎症使氧化负荷加重，加重 COPD 的病理、生理变化。应用抗氧化剂如 N- 乙酰半胱氨酸可降低疾病反复加重的频率。

免疫调节剂：可能对降低 COPD 急性加重严重程度具有一定的作用，但尚未得到确证，不推荐作常规使用。

疫苗：流感疫苗可减少 COPD 的严重程度和死亡率，可每年接种 1 次（秋季）或 2 次（秋、冬季）。疫苗含有灭活的或活的、无活性的病毒，应每年根据预测的病毒种类制备。肺炎球菌疫苗含有 23 种肺炎球菌荚膜多糖，已在 COPD 患者中应用，但尚缺乏有力的临床观察资料。

中药治疗：辨证施治是中医治疗的原则，对 COPD 的治疗亦应据此原则进行。

（二）氧疗

长期家庭氧疗（LTOT）对具有慢性呼吸衰竭的患者可提高生存率。对血流动力学、血液学特征、运动能力、肺生理和精神状态都会产生有益的影响。长期家庭氧疗应在Ⅳ级即极重度 COPD 患者中应用，具体指征：$PaO_2 \leq 55$ mmHg 或 $SaO_2 \leq 88\%$，可伴有高碳酸血症；PaO_2 $55 \sim 60$ mmHg 或 $SaO_2 < 89\%$，并有肺动脉高压、心力衰竭、水肿或红细胞增多症（血细胞比容 > 0.55）。一般用鼻导管吸氧，氧流量为 $1.0 \sim 2.0$ L/min，吸氧时间 $10 \sim 15$ h/d。长期氧疗的目的是使患者在海平面水平、静息状态下 $PaO_2 \geq 60$ mmHg 和（或）使 SaO_2 升至 90%，这样才可维持重要器官的功能，保证周围组织的供氧。

（三）康复治疗

康复治疗可使进行性气流受限、严重呼吸困难而很少活动的患者改善活动能力，提高生活质量，是 COPD 患者一项重要的治疗措施。包括呼吸生理治疗、肌肉训练、营养支持治疗、精神治疗与教育等多方面措施。在呼吸生理治疗方面包括帮助患者咳嗽，用力呼气以促进分泌物清除；使患者放松，进行缩唇呼气，以及避免快速浅表的呼吸，帮助克服急性呼吸困难等措施。在肌肉训练方面有全身性运动与呼吸肌锻炼，前者包括步行、登楼梯、踏车等，后者有腹式呼吸锻炼等。在营养支持治疗方面，应要求患者达到理想的体重，同时避免糖类含量过高类饮食和过高热量摄入，以免产生过多二氧化碳。

三、护理

（一）一般护理

1. 环境与休息

环境：COPD 患者居住的房间室温保持在 $18 \sim 24℃$，相对湿度以 $50\% \sim 70\%$ 为宜。房间通风良好、阳光充足，避免或防止粉尘、烟雾及有害气体。

休息与活动：病情较轻者可适当活动，循序渐进地增加活动量，以活动后不感到明显的胸闷气急为宜，重症者应卧床休息。

2. 体位护理

协助患者采取舒适体位，中度以上 COPD 急性加重期患者应卧床休息，对于因呼吸困难不能平卧者采取半卧位或坐位，身体前倾，并使用枕头、靠背架或床边桌等支撑物增加患者舒适度。

3. 饮食护理

应制定高热量、高蛋白质、高维生素的饮食计划。正餐进食量不足时，应安排少量加餐，避免在餐前和进餐时过多饮水。腹胀患者应进软食，避免进食产气类食物，如汽水、啤酒、豆类、马铃薯和胡萝卜等；避免易引起便秘的食物，如油煎食物、坚果等。

（二）病情观察

意识及生命体征观察：定期监测动脉血气，密切观察患者有无头痛、烦躁不安、表情淡漠、神思恍惚、精神错乱、嗜睡和昏迷等表现，判断呼吸困难类型并动态评估患者呼吸困难的严重程度。

缺氧的观察：轻度缺氧主要表现为气短加重，伴有喘息、胸闷、咳嗽加剧、痰量增加、痰呈脓性以及发热等，也可伴有全身不适症状。中重度缺氧可以出现静息状态下呼吸困难，出现发绀、外周水肿、咳嗽、咳痰、呼吸困难症状加重，也可以出现慢性心力衰竭等比较严重的症状。动脉血气分析对确定低氧血症、高碳酸血症和酸碱失衡，判断呼吸衰竭的类型有重要价值。

水、电解质及出入液量观察：严密观察有无、水电解质紊乱、酸碱失衡，有无出入液量不平衡、少尿无尿的发生。

活动耐力观察：COPD 患者早期在劳力时出现气短或呼吸困难，以后逐渐加重，以致在日常活动甚至休息时也感到气短。慢支患者如在慢性咳嗽、咳痰基础上出现了逐渐加重的呼吸困难常提示已发生肺气肿。

痰液观察：患者平时痰液多为白色黏液或浆液性泡沫痰，合并感染时，痰量增多，转为黏液脓性痰，偶有血丝。

（三）用药护理

1. 平喘药使用护理

平喘药短期按需应用以缓解症状，长期规律应用以减轻症状。

β_2- 受体激动药：可通过吸入或口服应用。沙丁胺醇气雾剂，每次 100 ~ 200 μg，定量吸入，疗效持续 4 ~ 5 h。长效制剂如沙美特罗等，每天仅需吸入 2 次。

抗胆碱能药：异丙托溴铵气雾剂，定量吸入，每次 40 ~ 80 μg，每天 3 ~ 4 次。

茶碱类：茶碱缓（控）释片 0.2 g，每 12 h 1 次；氨茶碱 0.1 g，每天 3 次。

教会患者正确吸入平喘药物：打开盖子，均匀摇晃药液；深呼气至不能再呼出时张口将吸入器喷嘴置于口中，双唇包住咬口，以深而慢的方式进行吸气，吸气的同时以手指按压喷药；吸气末屏气 10 ~ 15 s，然后缓慢呼气；休息 3 min 后可重复使用一次。如吸入药物中含有糖皮质激素，一定要充分漱口。观察患者有无心悸、骨骼肌震颤、低血钾等不良反应。

2. 糖皮质激素使用护理

目前认为 $FEV_1 < 50\%$ 预计值、有并发症或反复加重的 COPD 患者可规律性吸入糖皮质激素治疗，有助于降低急性发作频率，提高生活质量。吸入糖皮质激素药物治疗的全身反应小，少数患者可出现声音嘶哑、咽部不适和口腔念珠菌感染，应指导患者吸药后及时用清水充分漱口。口服用药宜在饭后服用，以减少对胃肠道黏膜的刺激。静脉使用糖皮质激素需注意观察有无消化道出血等相关并发症的发生。

3. 镇静止咳药使用护理

止咳药物可选择复方甘草合剂 10 mL，每天 3 次；宜在其他药物之后服用，服用后短时间内勿饮水。高血压、糖尿病、心脏病及消化性溃疡患者慎用。喷托维林是非麻醉性中枢镇咳药，注意观察有无口干、恶心、腹胀等不良反应。对二氧化碳潴留、呼吸道分泌物多的重症患者要慎用镇静类药物，如需使用，一定要加强观察是否有呼吸抑制和咳嗽反射减弱等情况。

4. 抗生素使用护理

COPD 患者症状加重，特别是痰量增加并呈脓性时，应给予抗生素治疗。抗生素的选用需依据患者所在地常见病原菌类型及药敏情况决定，给予 β- 内酰胺类抗生素、大环内酯类或喹诺酮类抗生素治疗。β- 内酰胺类抗生素包括临床最常用的青霉素与头孢菌素，此类抗生素具有杀菌活性强、毒性低、适应证广及临床疗效好的优点。使用青霉素类药物一定要认真询问患者用药史、本人是否有相关药物过敏史和家族是否有相关药物过敏史，并进行青霉素皮试，皮试时备好青霉素急救盒，一旦发生过敏反应及时救治。

大环内酯类抗生素使用时注意观察患者有无腹胀、腹痛、恶心、呕吐及腹泻等消化系统不良反应发生。因其对胃肠道刺激较大，需指导患者在饭后服用。定期复查肝功能，注意有无肝功能的改变。观察有无药物性皮疹及药物热等变态反应发生。

喹诺酮类抗生素药物使用时要注意观察有无恶心、呕吐等胃肠道反应，头痛、头晕、睡眠不良等中枢神经系统反应；大剂量或长期应用该类药物需定期复查肝功能，防止肝功能损坏的发生。在使用抗生素的过程中，要注意观察药物疗效及有无口腔内真菌感染、腹泻等菌群失调的发生。

5. 祛痰药使用护理

祛痰药可选择溴己新 8 ~ 16 mg，每天 3 次；服用该药物偶有恶心、胃部不适，减药或停药后症状可消失。该药物宜在饭后服用，有胃溃疡的患者慎用。也可选择盐酸氨溴索 30 mg，每天 3 次；桃金娘油 0.3 g，每天 3 次；盐酸氨溴索及桃金娘油不良反应较少，偶有轻微的胃部不适。

6. 呼吸兴奋剂使用护理

常用药物有尼可刹米、洛贝林等，其通过刺激呼吸中枢或外周化学感受器，增加呼吸频率和潮气量，改善通气，以尼可刹米最常用，常规以 0.375 ~ 0.75 g 静脉注射。使用原则如下：必须在保持气道通畅的前提下使用，否则会促发呼吸肌疲劳，从而加重二氧化碳潴留。

脑缺氧、脑水肿未纠正而出现频繁抽搐者慎用。

患者的呼吸肌功能应基本正常。

不可突然停药，呼吸兴奋剂主要用于以中枢抑制为主所致的呼吸衰竭，不宜用于以换气功能障碍为主所致的呼吸衰竭。

（四）基础与生活护理

第一，做好口腔、会阴护理。

第二，评估自理能力，协助患者生活护理，提高其自护能力。

第三，床头抬高，减轻呼吸困难。

第四，加强皮肤护理，保持床单清洁整齐，督促并协助患者翻身，骨隆突处予以保护。

（五）专科护理

1. 氧疗护理

持续低浓度吸氧氧疗的指征是 $PaO_2 < 60$ mmHg，常用鼻导管或可调气通气面罩吸氧。一般吸氧浓度为 25% ~ 35%，应避免吸入氧浓度过高而加重二氧化碳潴留。氧疗的目标为 PaO_2 维持在 60 ~ 65 mmHg，并且二氧化碳潴留无明显加重。

2. 气道护理

及时清除呼吸道分泌物，保持呼吸道通畅，是改善通气、防止和纠正缺氧与二氧化碳潴留的前提。根据患者的情况选择适合排痰的护理措施，必要时协助医生建立人工气道。

深呼吸和咳嗽：患者取坐位，双肩放松，上体稍前倾，双臂可以支撑在膝上。卧床患者则应抬高床头，双膝屈曲，双肢支撑在床上。护士指导患者进行数次随意的深呼吸（腹式呼吸），吸气终了屏气片刻，然后进行咳嗽、咳痰。

背部叩击方法：患者取坐位或侧卧位，护士站在患者的后方或侧后方，两手手指并拢拱成杯状，用手腕的力量自下而上、由外向内，力量均匀地叩击背部，叩击时发出空而深的叩击音表示叩击手法正确。

机械吸痰：适用于痰液黏稠、无力咳出、咳嗽反射减弱或消失及意识不清的患者。可经鼻、气管插管或气管切开处进行痰液负压吸引。

气道的湿化和雾化：适用于痰液黏稠不易咳出者。湿化治疗法是通过湿化装置，将水或溶液蒸发成水蒸气或小液滴，以提高吸入气体的湿度，达到湿润气道黏膜、稀释痰液的目的。雾化治疗法又称为气溶胶吸入疗法，应用特制的气溶胶装置将水分和药物形成气溶胶的液体微滴或固体颗粒，吸入并沉积于呼吸道和肺泡靶器官，达到治疗疾病、改善症状的目的。并且吸入的同时也具有一定的湿化、稀释气道分泌物的作用。注意事项如下。

防止窒息：干结的分泌物湿化后膨胀易阻塞支气管，操作后应帮助患者翻身拍背，及时排痰，尤其是体弱、无力咳嗽者。

避免过度湿化：过度湿化可引起黏膜水肿、气道狭窄、呼吸道阻力增加，甚至诱发支气管痉挛，还可导致体内水潴留，加重心脏负荷。因而，湿化时间不宜过长，一般以 10 ~ 20 min 为宜。

控制湿化温度：温度过高可引起呼吸道灼伤；温度过低可诱发哮喘、寒战，一般应控制湿化温度在 35 ~ 37℃。

防止感染：定期进行吸入装置、病房环境消毒，注意无菌操作，加强口腔护理。

3. 功能训练护理

鼓励 COPD 患者进行腹式呼吸和缩唇呼气，即做缓慢的深吸气动作，胸腹动作要协调，深呼气时要缩唇，以提高呼气相支气管内压，防止小气道过早陷闭，利于肺内气体排出。

（六）并发症的护理

自发性气胸：为肺大疱破裂所致。患者表现为呼吸困难突然加剧并伴有一侧剧烈胸痛。当患者出现原因不明的气急、发绀加剧，应警惕气胸的发生。体征为一侧呼吸音显著降低，需予以 X 线检查以明确诊断及肺压缩程度。当肺压缩低于 30%，予以卧床休息，持续中流量吸氧；压缩大于 30%，需予以胸腔穿刺抽气。

慢性肺源性心脏病：简称肺心病，主要由于患者存在支气管阻塞和肺实质破坏，从而继发肺气肿及肺纤维化，侵犯肺血管，使肺循环阻力增加，最终导致肺动脉高压及右心室肥大。功能失代偿期患者出现呼吸衰竭及右心衰竭的相关临床表现。呼吸衰竭患者主要表现为气短、胸闷、心悸、乏力，在 $PaO_2 < 40$ mmHg 或 $SpO_2 < 75\%$ 时，患者可出现明显发绀。严重时由于脑细胞缺氧及水肿，可表现为头痛、烦躁不安、无意识动作，甚至谵妄、抽搐、昏迷等

肺性脑病症状，需加强病情观察。右心衰竭时患者主要表现为气急、发绀、心悸、尿少、上腹胀满。体检可见颈静脉怒张、剑突下有明显心尖冲动、心率加快、面部及双下肢凹陷性水肿。肺心病患者一般在感染控制后可缓解其心衰症状，如未缓解，可遵医嘱适当选用小剂量的强心药、利尿药及血管扩张剂。

（七）心理护理

患者因患病时间长、无法预知病情的发展及预后情况、担忧医疗经费来源，易产生焦虑、抑郁、恐惧、绝望等负面情绪，应根据患者心理特点给予帮助和支持。护理要点如下。

帮助患者正确理解病情，保持良好心态。

加强急性加重期患者的心理疏导。

推荐日常松弛的方法，建议多种渠道参与社交活动，协调家庭、朋友、医患间的和谐关系，以获得更多的理解和支持。

指导患者或其家属认识各种宣泄坏情绪的途径和方法。鼓励患者多与外界交流、沟通，防止焦虑、抑郁、失眠等；鼓励患者进行适当的自我照顾，提升个人成就感。

（八）康复护理

制定个体化的训练计划，加强呼吸功能及肢体运动训练。指导患者进行缩唇呼气、膈式或腹式呼吸、使用呼吸阻力器等呼吸训练以加强胸、膈呼吸肌的肌力和耐力，改善呼吸功能，以及进行步行、慢跑、气功等体育锻炼，以逐步提高肺活量和活动耐力。使患者理解康复锻炼的意义，发挥患者的主观能动性。

（九）出院指导

1. 疾病指导

本病虽然难以治愈，但如积极参与 COPD 的长期管理可减少急性发作，及时控制症状，延缓疾病进程，提高生活质量。教会患者和家属依据呼吸困难与活动之间的关系，判断呼吸困难的严重程度，以便合理安排工作和生活。指导患者识别使病情恶化的因素。吸烟者戒烟能有效延缓肺功能出现进行性下降。在呼吸道传染病流行期间，尽量避免到人群密集的公共场所。潮湿、大风、严寒气候时避免室外活动，根据气候变化及时增添衣物，避免受凉感冒。指导患者或其家属做好吸氧日记，指导患者自我监测病情变化，嘱咐患者每月或三个月到门诊随访 1 次。根据其肺功能和动脉血气等指标判断氧疗的效果，并结合 SaO_2，指导患者调整吸氧流量和时间。

2. 用药指导

注意观察药物疗效和不良反应。

止咳药：喷托维林是非麻醉性中枢镇咳药，不良反应有口干、恶心、腹胀、头痛等。

祛痰药：溴己新偶见恶心、转氨酶增高，消化性溃疡者慎用。盐酸氨溴索是润滑性祛痰药，不良反应较轻。

3. 饮食指导

宜选择高热量、高蛋白、高维生素、易消化的饮食，少食多餐，避免辛辣刺激、产气的食物，如汽水、啤酒、豆类、马铃薯和胡萝卜等，避免易引起便秘的食物，如油煎食物、坚果等。

4．训练指导

1）腹式呼吸

要领为胸廓保持不动，用腹部的起落显示，即吸气时腹部隆起、呼气时腹部下陷。

注意事项：

第一，训练时用鼻吸气、用嘴呼气；呼吸慢而深；吸气时间短、呼气时间长。

第二，选用何种体位进行呼吸练习，须请示医生根据病情而定。训练时呼吸次数应控制在 8 次 /min 左右。

第三，每次训练以 5 ~ 7 次为宜，休息后再练。

2）缩唇呼气

又称为啜嘴呼吸。技巧是通过缩唇形成的微弱阻力来延长呼气时间，增加气道压力，延缓气道塌陷。患者闭嘴，经鼻吸气，然后通过缩唇缓慢呼气，同时收缩腹部。吸呼气时间比为 1 : 2 或 1 : 3。缩唇的程度与呼气流量以能使距口唇 15 ~ 20 cm 处、与口唇等高水平的蜡烛火焰顺气流倾斜又不至于熄灭为宜。

注意事项：

第一，训练时用鼻吸气，同时关闭嘴巴；强调缩唇时呼气；吸呼比率为 1 :（2 ~ 3）；呼吸频率 < 20 次 /min。

第二，训练的重点在于缓慢，即延长呼气时间、改善呼吸的深度，使二氧化碳有效地呼出体外。

第三，去除呼吸道分泌物技术。深呼吸和有效咳嗽有助于气道远端分泌物的排出，保持呼吸道通畅。先深吸气，然后屏住呼吸数秒，在呼气时咳嗽。具体步骤为深吸气、暂停、放松呼气；反复以上程序；深吸气、腹肌收缩、连续两次咳嗽；结束。可反复多次，直到将痰排出。

3）居家松弛运动与体能锻炼指导

松弛运动：松弛运动可以减低患者的肌肉紧张程度，肌肉松弛后降低耗氧量、二氧化碳以及呼吸速率。

体能锻炼：患者长期不活动使肌肉不同程度地萎缩，因此要逐渐恢复活动项目。可早期下床活动，逐渐在家中走动，之后上、下楼梯，最后到户外活动。

耐力训练又称有氧训练，如行走、健身跑、骑自行车、游泳、划船等。开始进行 5 min 活动，适应后逐渐增加活动时间，当患者能耐受 20 min/ 次的活动后即可增加活动。提高上肢活动能力的训练：可用体操棒做高度超过肩部的各个方向的练习或高过头的上肢套圈练习，还可手持重物（0.5 ~ 3 kg）做高于肩部的活动，每活动 1 ~ 2 min，休息 2 ~ 3 min，每日 2 次。

4）戒烟控酒指导

戒烟是预防 COPD 的重要措施，吸烟患者戒烟能有效延缓肺功能进行性下降。对吸烟者采取多种宣教措施令其戒烟。避免或减少有害粉尘、烟雾或气体的吸入。患者还应避免过度饮酒。

5）居家氧疗指导

COPD 患者家庭氧疗的原则如下。

第一，低流量持续给氧，氧流量在 1.5 ~ 2.5 L/min，低浓度（< 30%）。

第二，长期持续氧疗，即每天氧疗时间 ≥ 15 h，对于 COPD 患者，特别是慢性 II 型呼吸衰竭伴有肺心病者，必须长期持续氧疗，包括夜间氧疗，有利于降低肺动脉压，减轻右心负荷，切不可根据症状自行缩短吸氧时间。

第三节　慢性支气管炎患者的护理

慢性支气管炎是气管、支气管黏膜及其周围组织的慢性非特异性炎症，是老年人的常见病，临床上以咳嗽、咳痰为主要症状，每年发病累积达 3 个月或 3 个月以上，持续 2 年或 2 年以上，需排除具有咳嗽、咳痰、喘息症状的其他疾病。我国已经进入老龄化社会，在全国庞大的老年人口基数中，慢支的患病率始终居高不下，这与近年来工业发展过快有关，大量的工业废气加重了慢性呼吸系统疾病的发病率。其病程分为急性加重期和缓解期，如急性加重期不能得到有效控制，反复发作，可发展成 COPD，甚至肺心病，预后不良。对于老年人来说，长久的疾病困扰给生活带来了极大的负担。

一、概述

（一）病史

1. 病因

目前尚不清楚病因，可能是多种因素长期相互作用的结果。相关病因如下。

有害气体和有害颗粒：如烟雾、粉尘、刺激性气体（二氧化硫、二氧化氮、氯气、臭氧等）。

感染因素：病毒、支原体、细菌等感染是慢支发生、发展的重要原因之一，可造成气管、支气管黏膜的损伤和慢性炎症。病毒感染以流感病毒、鼻病毒、腺病毒和呼吸道合胞病毒为常见。细菌感染常继发于病毒感染。常见病原体为肺炎链球菌、流感嗜血杆菌、卡他莫拉菌和葡萄球菌等。

其他因素：免疫、年龄和气候等因素均与慢支有关。老年人肾上腺皮质功能减退，细胞免疫功能下降，溶菌酶活性降低，从而容易造成呼吸道的反复感染。

2. 发病情况

发病情况包括发病的起始时间，咳嗽、咳痰的持续时间，连续的时间情况。

3. 用药史

用药史包括既往发病的用药情况，服药的种类和时间，用药后疾病控制的情况。

（二）身体状况评估

1. 一般评估

评估患者精神状态，有无急性病容，有无面颊绯红、口唇发绀、皮肤黏膜出血、食欲减退、乏力、精神萎靡、恶心、呕吐等情况。评估患者睡眠、食欲、大小便情况。

2. 生命体征与意识状况评估

患者评估体温、脉搏、呼吸、血压和疼痛；评估有无生命体征异常，如呼吸频率加快、心率过快及节律异常、血压下降、体温升高等；判断患者意识是否清醒，有无烦躁、嗜睡和表情淡漠等意识障碍。

3. 体格检查

早期多无异常体征。急性发作期有异常。听诊时于背部或双肺底听到干、湿啰音，痰液咳出后啰音减少或消失，如合并哮喘可闻及哮鸣音。

4. 咳嗽、咳痰评估

咳嗽积分表：是一种分栏式评分法，该量表根据咳嗽发生时间分为日间和夜间两部分，每部分均按照不同的严重程度划分为 0～3 分值等 4 个等级。该评分体系反映了咳嗽频率、强度和对睡眠及日常活动的影响程度。

视觉模拟量表：由一条长度 100 mm 的直线构成，0 mm 表示从不咳嗽，100 mm 表示最严重的咳嗽。先由患者根据自我感觉的咳嗽严重程度在线上相应的位置标记，再测出直线起始点至标记点的距离，即为评分数值。此法不仅主观性强，在体现变化方面也很灵敏，因而常用作疗效对比研究的指标。患者完成本量表时不受语言措辞影响，但要求一定的抽象概念理解能力。

痰液的评估：评估痰液的色、质、量，判断病情的严重程度及好转情况。

5. 临床表现

起病缓慢，因老年人免疫力下降等原因，病程长，反复急性发作而病情加重。

咳嗽：一般晨间咳嗽为主，睡眠时有阵咳或排痰。

咳痰：一般为白色黏液和浆液泡沫性痰，偶见痰中带血。清晨排痰较多，起床或体位变动可刺激排痰。

喘息或气急：喘息症状明显者称为喘息性支气管炎，部分可能合并支气管哮喘。若伴有肺气肿，则表现为劳动或活动后气急症状明显加重。

并发症观察：观察有无阻塞性肺气肿、支气管肺炎、支气管扩张症等症状。

（三）实验室及其他检查

炎症标志物：细菌感染时外周血白细胞和中性粒细胞升高，其他血液炎症标志物如 C 反应蛋白、血沉、血清降钙素原等，可予以综合判断。

影像学检查：胸部 X 线检查示早期无异常。反复发作可引起支气管管壁增厚，细支气管或肺泡间质炎症细胞浸润或纤维化，表现为肺纹理增粗、紊乱，呈网状或条索状、斑点状阴影，以双下肺野明显。

痰标本检测：最常见的病原学检查方法是痰涂片镜检及痰培养，但由于口咽部存在大量定植菌，经口中咳出的痰标本易受污染，必要时可经人工气道吸引或经纤维支气管镜通过防污染样本毛刷获取标本。

呼吸功能检查：早期无异常。如有小气道阻塞时，最大呼气流速-容量曲线在 75% 和 50% 肺容量时，流量明显降低。

（四）心理、社会状况

患者因病程长而可能引起焦虑、恐惧、抑郁等负性情绪，应注意评估患者的心理状况，了解患者家属对患者病情和预后的态度，以及家庭的照顾和支持能力。

二、治疗原则

（一）去除病因和诱因

戒烟是治疗慢支反复发作的主要环节。其次，避开可能诱发的环境因素；加强个人卫生；避免受凉；适宜锻炼增强体质，预防感冒。

（二）急性加重期的治疗

控制感染：抗菌药物依病情轻重选用：病情较轻选用喹诺酮类、大环内酯类、β- 内酰胺类或磺胺类口服，如左氧氟沙星 0.4 g，每日 1 次；罗红霉素 0.3 g，每日 2 次；阿莫西林 2 ～ 4 g/d，分 2 ～ 4 次口服；头孢呋辛 0.5 g，每日 2 次；复方磺胺甲噁唑，每次 2 片，每日 2 次。病情严重时静脉给药。如果能培养致病菌，可按药敏试验结果选用抗菌药。

祛痰、镇咳：复方氯化铵合剂 10 mL/ 次，每日 3 次；也可加用祛痰药溴己新 8 ～ 16 mg/次，每日 3 次；盐酸氨溴索 30 mg，每日 3 次；桃金娘油 0.3 g/ 次，每天 3 次。

平喘：气喘可加用解痉平喘药，如氨茶碱 0.1 g，每日 3 次，或用茶碱控释剂 200 ～ 400 mg/d，或长效 β_2- 受体激动药加糖皮质激素吸入。

（三）缓解期的治疗

患者应加强体质锻炼，预防感冒；避免有害气体和其他有害颗粒吸入；试用免疫调节剂如百令（冬虫夏草）胶囊 2 粒，每天 3 次；刺五加黄芪片 4 片，每天 3 次；卡介多糖核酸注射剂 0.7 mg，肌内注射，每周 2 ～ 3 次，连用 3 个月。冬、春季可预防接种流感疫苗、肺炎链球菌疫苗等。

三、护理

（一）一般护理

环境与休息：保持室内空气新鲜，温度控制在 18 ～ 25℃为宜。急性发作期多卧床休息，根据自身情况适当活动，量力而行，可增加耐寒训练，如冷水洗脸、冬泳等，增加肺功能，从而减少发病频率。

饮食护理：提供高热量、高蛋白和高维生素的饮食，以补充高热引起的营养物质消耗，饮食宜清淡易消化。鼓励患者多饮水，每日 1 500 ～ 2 000 mL，以保证足够的摄入量并利于稀释痰液。忌烟酒，少食辛辣刺激性食物，少食高糖的食物，以免产生过度咳嗽。

（二）病情观察

意识与生命体征观察：观察患者精神和意识状态、体温、呼吸、血压、心率及心律等变化，有无心率加快、脉搏细速、血压下降、脉压变小、体温不升或高热、呼吸困难等。

咳嗽咳痰的观察：观察咳嗽的严重程度，观察痰液的色、质、量。

并发症的观察：有无呼吸困难、胸闷气急加重、咯血等症状，观察 SaO_2 情况及血气分析结果。

（三）用药护理

抗生素：遵医嘱使用抗生素，观察疗效和不良反应。可选用喹诺酮类、大环内酯类、β-内酰胺类或磺胺类。应用喹诺酮类药物（氧氟沙星、环丙沙星等）偶见皮疹、恶心、头晕、头痛等不良反应；应用大环内酯类（红霉素、阿奇霉素等）可出现腹痛、腹胀、皮疹、心律失常等不良反应；应用 β-内酰胺类有过敏反应、恶心、呕吐等胃肠道反应等；应用磺胺类药物有皮疹等过敏反应，肝损伤、贫血等不良反应，老年人或肝功能减退者应慎用。患者一旦出现严重不良反应，应及时与医生沟通并做相应处理。

祛痰止咳药：止咳药物可选择复方甘草合剂 10 mL，每天 3 次；宜在其他药物之后服用，服用后短时间内勿饮水，高血压、糖尿病、心脏病及消化性溃疡患者慎用。咳嗽严重者可选择阿桔片，注意观察有无眩晕、嗜睡、表情淡漠、注意力分散、思维减弱、视力减退、呼吸减慢、恶心、呕吐、便秘、排尿困难等不良反应，遵医嘱用量，避免过量引起急性中毒。喷托维林是非麻醉性中枢止咳药，注意观察患者有无口干、恶心、腹胀等不良反应。对二氧化碳潴留、呼吸道分泌物多的重症患者要慎用镇静类药物，如需使用一定要加强观察是否有呼吸抑制和咳嗽反射减弱情况发生。祛痰药物可选择溴己新 8 ~ 16 mg，每天 3 次。服用该药物偶有恶心、胃部不适，减药或停药后症状可消失。该药物宜在饭后服用，有胃溃疡的患者慎用。盐酸氨溴索 30 mg，每天 3 次；桃金娘油 0.3 g，每天 3 次；盐酸氨溴索及桃金娘油不良反应较少，偶有轻微的胃部不适。

平喘药：有气喘者可加用解痉平喘药，如氨茶碱 0.1 g，每日 3 次；或用茶碱控释剂；或长效 β_2- 肾上腺素受体激动剂，如糖皮质激素。

（四）基础与生活护理

鼓励患者经常漱口，保持口腔卫生，防止继发感染。生活不能自理者做好口腔护理。留置导尿者加强会阴护理，及时留取中段尿培养。

评估自理能力，协助患者生活护理，提高自护能力。

加强皮肤护理，保持床单清洁整齐，督促协助翻身，骨隆突处予以保护。

（五）专科护理

1. 氧疗护理

对急性期喘息、气急明显的患者根据 SaO_2、血气结果情况给予合适的流量的吸氧，可分为低流量、中流量、高流量吸氧，低流量吸氧流量是 1 ~ 2 L/min，中流量吸氧流量是 2 ~ 4 L/min，高流量吸氧流量是 4 ~ 6 L/min。一般情况下，患者 SaO_2 在 90% 以上，PaO_2 在 70 mmHg 以上予以低流量吸氧；SaO_2 在 85% ~ 90%，PaO_2 在 60 ~ 70 mmHg 予以中流量吸氧；SaO_2 低于 85%，PaO_2 低于 60 mmHg 予以高流量吸氧。特殊情况还需要结合其他情况具体处理，尽可能维持 PaO_2 为 60 mmHg，$SaO_2 > 90\%$。注意做好家属和患者的宣教，不随意调节氧流量，不使用明火，做好用氧安全；鼻导管消毒每日 2 次；及时添加湿化水；观察生命体征及血气结果变化；观察鼻腔黏膜的情况，如有无破溃。

2. 气道护理

及时评估患者的气道状况，指导患者进行有效咳嗽、协助叩背以促进痰液排出。

痰液黏稠、排痰无效的患者可以予以雾化吸入稀释痰液，或采用吸引器辅助吸痰。

具体方法：①深呼吸和咳嗽。患者取坐位，双肩放松，上体稍前倾，双臂可以支撑在膝上。卧床患者则应抬高床头，双膝屈曲，双肢支撑在床上。护士指导患者进行数次随意的深呼吸（腹式呼吸），吸气终了屏气片刻，然后进行咳嗽、咳痰。②背部叩击方法。患者取坐位或侧卧位，护士站在患者的后方或侧后方，两手手指并拢拱成杯状，用手腕的力量自下而上、由外向内，力量均匀地叩击背部，叩击时发出空而深的拍击音表示叩击手法正确。

（六）心理护理

关心、安慰患者，认真倾听其主诉，耐心细致地沟通，进行及时、有效、有针对性的健康宣教，增加患者治疗的信心，缓解其焦虑、恐惧、抑郁的心理，与患者家属有效沟通，取得支持。

第五章　血液透析护理

第一节　血液透析常规护理

一、血液透析前的护理

（一）透析机的准备

开启血液透析机，检测血液透析机各部件工作状况，进入透析准备，连接透析浓缩A、B液。

（二）患者的评估

1. 患者病情的评估

了解患者一般情况，如神志、生命体征、透析时间、透析次数；询问并检查患者有无皮肤黏膜及胃肠道出血、便血，女患者要询问是否处于月经期；观察患者有无水肿及体重增长情况；患者有无原发病及其他并发症，如肿瘤、高钾血症、酸中毒等。

2. 患者血管通路的评估

检查患者是自体动静脉内瘘，还是移植血管，或是深静脉留置导管，或是未建立血管通路；检测动静脉内瘘通畅情况，穿刺肢或置管处皮肤有无红肿、溃烂、感染；如通路闭塞应通知医生进行通路修复处理；深静脉置管者检查缝线有无脱落，固定是否妥善，置管口有无出血、红肿或分泌物；未建立血管通路者评估外周血管条件。

3. 超滤量的评估

指导患者正确测量体重，掌握以患者体重变化为依据正确计算超滤量的方法。患者每次测量体重时须使用同一体重秤，并穿同样重量衣物，如患者衣物有增减应先将衣物称重后再与透析前、透析后体重相加减，计算当日超滤量。

4. 干体重的评估

干体重是患者目标体重或称理想体重，是指患者体内既无水钠潴留，也没有脱水时的体重，也是患者透析治疗结束时希望达到的体重。无尿肾功能衰竭患者均存在体液潴留，透析治疗要使患者达到干体重，往往需要经过几次透析后才能确定。干体重是动态变化的，与患者的精神状态、食欲、食量等因素也密切相关，故应根据患者具体情况给予修正。

（三）护理准备

1. 物品准备

准备透析用相关物品，所有无菌物品必须在有效期内。透析器的选择应根据患者的透析方案确定。

2. 透析器及管路的冲洗准备

正确安装透析器及管路并检查连接是否紧密、牢固。按血液净化标准操作规程进行预冲。复用透析器冲洗前做好有效消毒浓度及冲洗后残留消毒液浓度检测方可使用。

3. 透析参数设定

根据医嘱正确设定患者的透析参数，如超滤量、抗凝血药、透析方式、透析时间、透析液温度，是否需要选择透析治疗方式，如钠浓度、序贯透析、超滤程序等。

4. 上机连接的护理

按血液透析上机操作流程连接血管通路与透析管路，开启血泵 80 ~ 100 mL/min。

连接好静脉回路后渐增血流量至该患者透析治疗医嘱规定的血流量 200 ~ 300 mL/min。查对已设定透析参数是否正确。

核查整个血液体外循环通路各连接处有无松动、扭曲，透析管路上各侧支上的夹子是否处于正常开、闭状态，静脉压力监测是否开启，机器是否进入正常透析治疗状态。

妥善固定好透析管路，保持通畅。

二、血液透析中的护理

（一）严密观察巡视

每 30 ~ 60 min 巡视 1 次，根据病情每小时测量血压、脉搏并记录。

观察患者穿刺部位或置管口有无出血、血肿。

观察透析器、透析血管通路内血液的颜色变化，有无凝血。

观察机器运转、超滤状况。

观察跨膜压、静脉压变化，如有异常情况及早发现、及早处理。

（二）观察血压变化，发现问题及时处理

血液透析患者治疗中低血压的发生，在透析治疗之初往往与心功能差或以往并发心脏疾病有关；经过透析治疗 2 h 后患者血压降低往往与超滤量多、电解质改变有关。患者在治疗中发生低血压后，应正确分析原因酌情及时处理。

透析中高血压的处理一般发生在治疗 2 h 后，即经过治疗清除体内潴留水分后，血压仍无下降趋势时应遵医嘱给予降压药物。对于水、钠大量潴留的患者，降压药不宜给予过早，避免因血压降至正常后，患者不能耐受大量除水，给必要的超滤治疗造成困难。

（三）随时观察患者心率、呼吸、神志及病情的变化

观察患者心率与呼吸、神志的变化，每小时记录 1 次。心率的异常在每个透析时段均可发生，应注重它的突然变化或透析 2 h 以后的病情改变及心电图改变。原有合并心脏疾病的心率异常，多发生在透析治疗开始；心功能代偿引起的心动过速，多在治疗第 2 ~ 5 h 发生。

呼吸与神志在透析治疗中一般无明显改变，只在危重患者治疗时或患者病情发生危重变化时（如脑出血、低血容量性休克等）才可见到。

在血液透析治疗中，护士应严密观察患者的病情变化、变态反应和并发症的发生。最常见的并发症按发生的频率的大小排列为：低血压、恶心、呕吐、肌肉痉挛、头痛、胸痛、发

热和寒战。

在治疗开始及结束前测量体温。

三、血液透析结束时的护理

（一）回血护理

血液透析结束时测量患者血压、心率，观察并询问患者有无头晕、心慌等不适。

回血时护士必须精力集中，严格按照操作规程进行回血，防止误操作造成出血和空气进入的不良事件。

如患者在透析中有出血，如牙龈出血，在回血时按医嘱用鱼精蛋白来中和肝素。

如回血前伴有低血压症状，通知医生，回血后应再测量血压，并观察患者的病情，注意排除其他原因导致的血压下降，嘱患者血压正常后才能起床离开。如生活不能自理的患者、老年人、儿童患者离开时，护士应给予协助。

记录并总结治疗状况。

（二）回血后患者止血处理

动静脉内瘘患者穿刺点用无菌敷料覆盖。

拔针时用 1.5 cm×2.0 cm 大小的纱布卷压迫穿刺部位。

弹性绷带加压包扎止血，按压的力量以既能止血又能保持穿刺点上下两端有搏动或震颤。15 ~ 20 min 缓慢放松，防止压迫时间过长动静脉内瘘阻塞。

止血贴继续覆盖在穿刺针眼处 12 h 后再取下。

同时指导患者注意观察有无出血发生，若有出血发生，应立即用手指按压止血，同时寻求帮助。

指导患者穿刺处当天保持干燥，勿浸湿，预防感染。

（三）透析机的消毒保养

透析结束后每班护士应根据要求对机器进行消毒、机器外表面清洁维护、更换床单，避免交叉感染。

第二节　血管通路的建立及护理

血管通路是血液透析患者的生命线。通路失败是导致死亡的重要因素，保持通路畅通需要护理人员的精湛技术和责任心。

一、临时血管通路技术与护理

（一）直接动脉穿刺技术护理

1. 穿刺时护理要点

穿刺前动脉的选择：直接动脉穿刺常规选择桡动脉、足背动脉、肱动脉；挑选血管的顺序应是足背动脉、桡动脉、肱动脉。其中由于肱动脉的压力高，穿刺后易产生血肿，因此在临床中使用率较低，在选择桡动脉时应考虑对今后造瘘侧手臂的保护。

穿刺针的选择：穿刺针可选择较细（14 号）有侧孔的针，以减少血管损伤。

穿刺方法：穿刺前应先充分暴露血管，摸清血管走向；先进针于皮下，摸到明显搏动后沿血管壁上方进入血管；见有冲击力回血和搏动后固定针翼；穿刺时尽量做到"一针见血"。

2. 治疗时病情观察

治疗开始时血流量欠佳大多是血管痉挛所致，只要穿刺到位，血流量会逐渐改善（一般在 30 min 内可缓解）。

同时循环建立后，护士应在床旁观察，待血流量达到透析最基本要求（每分钟 150 mL）后方可离开。

透析过程中，护士应每 15 ~ 30 min 观察穿刺点有无血肿、出血，同时观察动脉压与静脉压有无变化。

3. 结束时的压迫止血

血液透析结束时注意压迫穿刺点，防止血肿和出血，穿刺点应先指压 5 ~ 10 min，然后用弹力绷带包扎 30 min 左右。

行足背动脉穿刺的患者当天最好以轮椅代步，防止行走后造成穿刺部位血肿。

如穿刺部位有血肿，可当日冷敷，次日开始热敷或用多磺酸粉多糖乳膏按摩，并保持清洁，防止感染。

（二）临时性静脉置管的技术与护理

临床上临时性静脉置管常选择颈内静脉、股静脉和锁骨下静脉。

1. 置管前的患者准备

颈内静脉置管前在患者身体状况许可的条件下，预先洗头，清洁皮肤；患者取仰卧位，头部略转向左侧（一般选右侧颈内静脉），肩下可放置一块软垫，使头后仰。

股静脉置管前需清洁局部皮肤、备皮；患者取仰卧位，膝关节弯曲，大腿外旋、外展，穿刺侧臀部垫高，充分暴露股三角。

锁骨下静脉置管在身体状况许可条件下可预先洗头，患者平卧于 30° ~ 40° 倾斜的台面，肩胛间垫高，头偏向对侧，穿刺侧上肢外展 45° 后伸 30°，以向后牵拉锁骨。

2. 置管后的护理要点

颈内静脉、锁骨下静脉穿刺处换药每 2 d 1 次；股静脉换药每日 1 次。方法：从穿刺处由内向外消毒，消毒直径 > 10 cm，并清除局部血垢及胶布痕迹，覆盖透气性较好的敷料，沿导管走向将导管固定好，同时在敷料外标注换药时间和换药者的姓名。局部保持干净，避免淋浴。

股静脉穿刺患者，尽量呈平卧位或半卧位，下肢与上肢的角度应 < 90°，防止影响导管流量。保持会阴部清洁，如有污染，及时更换。

透析结束先用生理盐水充分冲洗管腔直至无血迹残留，并根据导管上所标识的容量配制肝素液封管，封管用肝素液浓度常规为 2 mg/mL，遇特殊情况应严格遵医嘱进行调整。肝素液须现配现用，封管用的肝素帽必须一次性使用。

留置导管期间要养成良好的个人卫生习惯，保持穿刺伤口周围皮肤的清洁、干燥，防止周围皮肤的感染。如局部出现红、肿、热、痛等现象，应立即就诊，以免感染扩散。

严禁在置管处进行透析治疗外的任何操作。

3. 临时性留置导管的并发症预防与护理

感染：感染一般分为导管出口部感染、隧道感染和血液扩散性感染。导管出口部局部感染时，即穿刺处皮肤出现红、肿、热、痛并有脓性分泌物，应每日更换敷料，同时口服抗生素。隧道感染时，临床上必须使用有效抗生素 2 周，严重者要拔管。如出现畏寒、发热等全身症状时，尤其为透析前体温正常，透析中或透析后高热，规律发作，应首先考虑血液扩散性感染，同时应予以拔管，并将留置导管前端剪下做细菌培养，合理应用抗生素。换药过程若导管不完全滑脱应拔出而不应推入。

血栓：留置导管使用时间长，患者处于高凝状态、肝素用量不足或管路扭曲等原因可导致留置导管内血栓形成。如在抽吸过程中出现血流不畅，切忌强行向导管内推注液体，以免血凝块脱落引起栓塞。如有血栓形成，可遵医嘱采用尿激酶溶栓法，用尿激酶 50 000 ～ 150 000 IU 加生理盐水 3 ～ 5 mL 注入留置导管，保留 30 min，之后抽出被溶解的纤维蛋白或血凝块。若一次无效可反复进行，如果反复溶栓无效，则给予拔管。

空气栓塞：每次透析结束或换药后，夹紧动静脉导管端上的夹子，拧紧肝素帽。

出血：由于血液透析过程中应用抗凝血药，且血液透析患者血小板大多低于正常，透析后留置导管处易反复渗血。一旦发生，应轻轻压迫局部，或用冰袋冷敷指压 20 ～ 30 min，必要时拔管止血，并叮嘱患者穿刺部位不能剧烈运动，静卧休息。

流量不佳：若双腔流量导管一端通畅而另一端闭塞，可将通畅的一端作为出路，周围静脉作为回路。因体位造成双腔留置导管通而不畅时，不应将动脉静脉进行交换，如此容易引起再循环。

二、半永久性血管通路的建立与护理

一些需长期透析的患者因曾实施多次动静脉内瘘术或人造血管移植术，无法再用动静脉内瘘作为血管通路，所以半永久性带涤纶套的双腔留置导管应运而生。

（一）置管前的患者准备

患者取仰卧位，颈部取正中位，以右胸锁乳突肌内缘环状软骨水平、颈内动脉搏动最显著处右侧旁开 0.8 cm 处做穿刺。

（二）置管后的护理要点

治疗前检查导管是否固定牢靠，局部有无渗血；透析操作时避免导管扭曲、用力牵拉。

严格无菌操作，避免增加感染概率；注意导管口尽量不开放，避免与空气长时间接触；透析操作前后严格用安尔碘消毒双腔管口及导管出口，在装卸接头时要特别注意无菌操作；透析过程中接头处用无菌敷料保护，肝素帽一次性使用。

透析前抽尽导管内的封管液及可能形成的血凝块；透析结束时消毒导管口，注入生理盐水约 20 mL 冲洗导管至无血迹残留，遵医嘱根据管腔容量注入进行肝素溶液封管。

留置导管者应每日测量体温，怀疑导管感染时应及时处理。

患者在活动和睡眠时避免压迫导管以防血栓形成和血管壁损伤；穿脱衣服时要特别注意保护留置导管，以免把导管拉出引起出血。

（三）并发症的预防与护理

1. 导管感染

导管感染可分为出口部位感染、隧道感染和血液扩散性感染。多数情况下，出口部感染经定时消毒、更换敷料或口服抗生素后即可控制，而不需拔出导管；隧道感染时临床上必须使用有效的抗生素 2 周，严重者要拔管；血液扩散性感染时应拔管，并将留置导管前端剪下进行细菌培养。

2. 导管功能失效

术后即刻或者早期导管功能失效，主要因为技术操作问题，常常是因为导管扭转、贴壁造成，导管晚期功能丧失通常与血栓形成有关，临床上可采用尿激酶进行溶栓治疗，方法同临时性留置导管。

3. 中心静脉狭窄

这种并发症较少见，其原因为反复置管、置管时间长、置管过程中有导管相应感染，可并发中心静脉狭窄。中心静脉回流受阻的临床表现为头面部肿胀或同侧肢体肿胀，拔管后肿胀可逐渐消退。

三、永久性血管通路的建立与护理

一个理想的血管通路应当能够为血液透析提供足够的血流量，而且应当使用时间长，并发症少。相对而言，动静脉内瘘是一种安全的永久性通路，主要适用于长期维持性血液透析的患者。

（一）动静脉内瘘护理

1. 内瘘穿刺方法

穿刺前的瘘管评估：护士在每一次的瘘管穿刺前，应对患者的瘘管做一次检查，如观察穿刺部位有无破损、感染、红斑、皮疹、狭窄和动脉瘤，触摸吻合口有无震颤，发现问题及早诊断和治疗。

选择正确的穿刺点：动脉穿刺点应距离内瘘吻合口 5 ~ 6 cm，针尖向吻合口方向；静脉穿刺点应选择向心方向，动脉和静脉穿刺点之间应相距 8 ~ 10 cm。为减少再循环的发生，静脉穿刺点在条件允许的情况下可避免与动脉穿刺在同一路血管。

注意保护血管：穿刺方法首选绳梯法，在血管条件较差的情况下也可选择纽扣法，切忌定点穿刺。

内瘘止血正确：透析结束后应压迫穿刺点 5 ~ 10 min。正确方法为以食指及中指按压穿刺点的上缘和下缘；按压力度以不渗血及能扪及震颤为宜。

内瘘穿刺失败的处理：新建内瘘穿刺失败出现血肿应即刻起针，压迫止血，可应用冰袋做局部冷敷，加快止血，待血肿消退后再行穿刺；常规内瘘穿刺失败出现血肿，如血肿未继续扩大，可在原穿刺点下方重新穿刺。

2. 术前护理

向患者说明手术的目的、重要性，取得患者的合作，测出凝血时间。

保护好造瘘侧手臂，切忌在造瘘侧行动静脉穿刺，以利于手术顺利进行。

平时注意保护造瘘侧手臂皮肤的清洁，切勿抓伤、碰伤皮肤，防止术后感染。

3. 术后护理

24 h 后密切观察以下各项指标：观察患者的血压、脉搏、呼吸，询问患者的自觉症状，如手指有无麻木、发冷、疼痛等缺血情况；密切观察内瘘吻合口处渗血情况，渗血量过多时应及时换药，包扎敷料不宜过多、过紧，以能触摸到震颤为准；每小时至少听诊血管杂音 1 次，每次应详细记录听诊情况，如发现震颤减弱时立即与医生取得联系并及时处理。

内瘘 2 周拆线后即可用手捏橡皮健身球，每日锻炼 3 ~ 4 次，每次 10 min；也可用手、止血带或血压计袖带在吻合口上方（如上臂），轻轻加压至静脉中度扩张为止，每 5 ~ 10 min 松开 1 次，每天可重复 3 次，以促进血管扩张，使内瘘早日成熟。

内瘘成熟的早晚取决于血管自身条件及手术情况，一般应静脉呈动脉化（血管壁增厚、暴露清晰、怒张，突出于皮肤表面，有动脉震颤或搏动）方可进行使用，内瘘最好在血液透析前 2 ~ 6 个月做好，一般 2 个月成熟，在紧急情况下，2 ~ 4 周也可使用。

术后应尽量穿衣袖宽松内衣，避免吻合口及静脉血管受压，禁忌在内瘘侧手臂静脉输液、抽血、注射和测量血压，以免造成内瘘闭塞。

教患者学会判断内瘘是否通畅，即将非手术侧手触摸术侧的静脉处，若扪及震颤或听到血管杂音，则提示通畅；否则，应立即与医生联系及时处理。

内瘘成熟前，如患者病情危重（如发生高钾血症、急性左侧心力衰竭、严重酸中毒等）而需紧急血液透析时，不宜过早使用内瘘，以免引起血肿，影响内瘘以后的使用寿命，可采用暂时性血管通道透析过渡。

4. 常见并发症的预防和护理

1）血栓

表现：瘘管处无杂音及震颤，静脉流出道塌陷或瘘管通路触及血栓，可出现栓塞处疼痛。

防治：避免过早使用内瘘；穿刺操作规范化；内瘘手臂避免负荷过重；防止低血压的发生；对高凝血患者，应适当给予抗凝血治疗；一旦发现血栓或明显狭窄形成，应尽快与医生联系，及时再通和修复。

2）缺血或水肿

表现：肢端发凉或麻痹、感觉或运动功能的丧失、窃血综合征、术侧手部水肿。

防治：抬高术肢，改变吻合方式，改"侧 – 侧吻合"为"端 – 侧吻合"，或选择性地结扎吻合静脉侧支。

3）出血

表现：常见吻合口及穿刺点周围渗血或皮下血肿，严重者会影响肢体血液循环。

防治：手术操作正规，结扎止血有效；尽量等内瘘成熟后使用；穿刺技术应娴熟，避免穿刺失败，并采用正确的止血方法；根据病情，调节肝素用量；防治感染。

4）假性动脉瘤

表现：瘘管静脉过度扩张，明显隆起于皮肤呈蚯蚓状或形成瘤状，其原因多为穿刺时血液外渗及穿刺针拔出后止血不充分。瘤体进一步扩大，有破溃出血的危险。穿刺时应避开假性动脉瘤。

防治：待内瘘成熟后使用，特别是老年人；禁止采用定点穿刺法；用弹性绷带适当包扎，防止瘘管静脉继续扩张；必要时手术。

5）感染

表现：较少见，表现为局部红、肿、热、痛，全身发热、寒战，血培养阳性，重者败血症。

防治：保持局部皮肤清洁、干燥；严格执行无菌操作，防止医源性感染；穿刺技术力争一次成功；合理使用抗生素。

（二）人造血管的穿插方法与护理

临床上人造血管适用于自身血管条件差（如静脉纤细、短缺、闭塞等）或经多次直接动静脉内瘘吻合术后自身血管无法再利用的患者。目前，越来越多的患者选用人造血管，其具有生物相容性好、长期通畅率高、血流量大、口径和长度可任选、能反复穿刺及使用时间长等优点，缺点是价格贵、手术难度高及术后易发生血管性水肿。常用的配对动、静脉有前臂桡动脉与头静脉、贵要静脉或正中静脉（直桥式 J 形）；桡动脉根部与贵要静脉或正中静脉（襻式 U 形）；肱动脉与头静脉、贵要静脉、正中静脉或肱静脉（襻式），其中临床上大多使用襻式人造血管。

1. 穿刺前准备

选择合适的穿刺针，一般选用 16 号或 17 号内瘘穿刺针。

嘱患者用肥皂水把人造血管侧手臂清洗干净。

穿刺前工作人员需做好各项准备工作，洗手，戴帽子、口罩，对患者血管进行评估，人工血管不同于自身血管，其损伤后修复慢，故对穿刺技术要求较高。

判断血流方向：襻式人造血管在穿刺前先听诊，杂音强的一侧为动脉，弱的一侧为静脉；穿刺后压力较大的一侧为动脉，较小的一侧为静脉；压迫人造血管的中点，判别受压点两侧血管内脉搏、震颤，较强的为动脉，较弱的为静脉。

2. 穿刺方法

动脉穿刺的方向可以顺血流方向亦可逆向穿刺，静脉穿刺则始终按向心方向，穿刺角度呈 40° ~ 45° 为宜。

切忌定点穿刺。两个穿刺点的平行距离应在 0.5 ~ 1.0 cm，应距吻合口 3 cm 以上。

3. 并发症预防与护理

人造血管的并发症与内瘘基本相同，常见的以血栓形成居多，早期血栓形成与外科手术操作技术有关，晚期主要与血管内膜增生性狭窄有关。

人造血管对穿刺技术要求较高，如果条件允许，最好专人穿刺以提高血管的使用寿命。

回血时让患者自己指压，压迫力度以不出血为宜，压迫时间 15 ~ 20 min，减少对血管损伤。

第三节　血液透析抗凝血技术及护理

抗凝血是血液透析顺利进行的必要保证，故在进行血液透析前应对患者的凝血功能、有无出血倾向等做出全面评估，然后选择合适的抗凝血方法，但是，不同的抗凝血方法有不同的不良反应，应注意及时防治。

一、常规肝素抗凝血技术及护理

（一）使用方法

1. 生理盐水预冲透析器和血路管

血液透析开始前先使用生理盐水，按规范流程预冲 800 ～ 1 000 mL。

2. 持续给药法

体内首剂肝素：血透开始前 5 ～ 15 min，肝素 50 IU/kg 从内瘘静脉端一次推注。

追加肝素：肝素按每小时 500 ～ 1 000 IU 从动脉管路上的肝素管内由肝素泵持续输入。

血液透析结束前 30 ～ 60 min 停止使用肝素。目前血液净化装置均采用此法。

3. 间歇给药法

体内首剂肝素：于血液透析开始前 5 ～ 15 min，从内瘘静脉端一次推注肝素 4 000 IU。

维持用药：随访激活全血凝固时间（ACT），当 ACT 延长至正常的 150 % 时（于首次应用肝素后 1 ～ 2 h），给予肝素 1 000 ～ 2 000 IU，从内瘘动脉端推注。以后每 30 min 复查 ACT。一般一次血透追加使用肝素 2 ～ 3 次。

由于肝素持续输注时凝血时间可维持在某一稳定的水平，但间歇性给药时凝血时间波动较大，刚给药后凝血时间延长较多，易引起出血并发症。

（二）护理要点

使用肝素前需详细询问患者是否有出血倾向或出血现象，认真了解患者病史及前一次的血液透析记录单，若患者最近有出血现象、手术或外伤史等，应立即通知医生并更改肝素用量。

血液透析过程中，严密观察患者的生命体征，有新的出血倾向，应停用肝素，用鱼精蛋白中和肝素（两者用量比例为 1∶1），可改为无肝素透析。

严密观察透析器、管路及血液的颜色变化，如血液色泽发黑、透析器中出现"黑线"、透析管路动静脉壶出现血凝块或泡沫，均可提示肝素用量不足。

仔细观察透析机上的压力显示，透析器两端的压力变化可提示血凝块堵塞部位，如突然出现压力下降并排除其他血流不足等因素，则提示管路和透析器严重凝血，应立即给予回血，更换透析器和管路。

透析过程中，保证血流量每分钟 200 ～ 250 mL，一旦出现血流量不足，应及时处理，防止管路凝集。

透析过程中，观察肝素泵是否正常推入，透析结束前 30 ～ 60 min 应停止肝素追加。

二、小剂量肝素和无肝素抗凝血技术与护理

（一）小剂量肝素抗凝技术与护理

小剂量肝素抗凝技术适用于低、中危出血倾向者。

1. 使用方法

肝素生理盐水浸泡透析器和血路管，同常规肝素抗凝法。

维持用药尽可能采用持续肝素输注法，方法如下：①先测定基础全血部分凝血活酶时间（WBPTT）或 ACT，首次剂量 7500 IU。② 3 min 后重复 WBPTT 或 ACT，如未延长至基础值的 140%，则追加相应剂量肝素。③透析开始，肝素追加剂量为 600 IU/h，每 30 min 检测 WBPTT 或 ACT，调整肝素输注速度，以维持 WBPTT 或 ACT 在基础值的 140%。④透析结束前不需要停药。

如因条件限制，只能间歇给药时，则肝素首次剂量约为 1000 IU，维持剂量为每小时 500 IU。

2. 护理

血液透析过程中，除仔细观察血流速、透析器、管路及机器压力变化，还需用生理盐水不定时冲洗管路和透析器，既可稀释血液，又可观察凝血情况，但需根据补充的生理盐水调整脱水量。

一次透析时间不宜太长，一般 4 h 左右。

（二）无肝素抗凝技术与护理

无肝素抗凝技术适用于活动性出血、高危出血倾向者及应用肝素有禁忌证者（肝素过敏、肝素引起血小板减少等）。

1. 方法

选择相容性较好的合成膜透析器。

透析开始按常规引血，应舍弃肝素生理盐水预冲液。

2. 护理

在患者可耐受情况下，尽可能设置高血流量，每分钟 250 ~ 300 mL，以防止血液凝固。

一般每 15 ~ 30 min 用生理盐水 100 ~ 200 mL 冲洗透析器及管路，防止小血液凝块及纤维素堵塞中空纤维及黏附在透析膜表面，需调整脱水量，维持血容量平衡。

为便于观察，动静脉壶的液面在 2/3 处较为合理。若发现有血凝块附着于动、静脉管路的壁上，不可敲打透析器，防止血凝块堵塞透析器。

透析时，不应在动脉管路上输血或脂肪乳剂，否则会增加透析器凝血机会。

三、低分子量肝素抗凝血技术与护理

低分子量肝素与普通肝素相比，具有抗凝血作用强、出血危险小、生物利用率高、半衰期长、使用方便等优点，是安全、有效、更适宜长期使用的抗凝血药。

低分子量肝素适用于中、高危出血倾向的患者。

透析时间 ≤ 4 h，如红细胞压积（Hct）< 30%，则剂量为 60 IU/kg；如 Hct ≥ 30%，则

剂量为 80 IU/kg，透析前一次静脉注射，不需追加剂量。透析时间 > 5 h，则上述总剂量的 2/3 透析前用，1/3 剂量在透析 2.5 h 后应用。

低分子量肝素并不能完全避免出血，必要时可应用鱼精蛋白中和，但效果不如对普通肝素。

四、局部枸橼酸钠抗凝血技术与护理

局部枸橼酸钠抗凝血仅有体外抗凝血作用，故可应用于活动性出血患者、因肝素引起血小板减少症、变态反应等严重不良反应者。与无肝素抗凝技术比较，不需要高血流量，故存在血流动力学不稳定时也可应用。

血液进入透析器时枸橼酸保持在 2.5 ~ 5.0 mmol/L，即可获得满意的体外抗凝效果。

应用无钙透析液时，枸橼酸钠用输液泵从动脉端输入，钙盐用输液泵从外周静脉输入；采用普通含钙透析液，则不需补钙。

透析中应密切观察患者生命体征、血路及动静脉压力，观察血路和透析器是否有凝血现象，一旦发现透析器或管路颜色变深或静脉压变化异常，应立即采取防止凝血措施，并行 ACT 检查，以调整枸橼酸钠输注速度。

透析期间患者应有心电监护，询问患者有无唇周、四肢发麻以及肌肉抽搐、痉挛等低钙症状，高危患者应监测血钙，一旦发生低血钙症状，应迅速降低或停止枸橼酸钠的输注。

第四节　血液透析治疗的观察与处理

血液透析治疗中的护理观察和处理大体分为两类：对透析设备方面的观察与处理；对透析患者的观察与护理。在实际操作中遇到问题，又存在着两者的交叉处理。前者为透析技术，操作不当会发生溶血、凝血、漏血、空气栓塞、血流感染等，其发生率低与技术操作的人为因素有关，在这方面主要是提倡护理人员要有工作责任心，遵守操作规程，结合熟练的操作技术，防患于未然；后者为透析护理，如透析治疗中患者透析失衡综合征、血压异常、心律异常、发热、肌肉痉挛、免疫与变态反应等的发生，与患者体质、机体对治疗耐受程度有关，其结果与护理人员工作经验，处理是否及时、正确、到位密切相关，两者均为透析治疗中护理工作重点和护理人员必须掌握的技能。

血液透析治疗过程中对患者的观察与血液透析治疗的原理密切相关。血液透析是利用特殊材料的半透膜制成中空纤维，血液运行在中空纤维管腔内，透析液运行在中空纤维管外，以透析膜将血液与透析液隔开，在血液与透析液逆向流动的过程中，通过透析、弥散、渗透、压力梯度等原理，清除患者体内滞留的中、小分子代谢产物及水、电解质，纠正酸中毒并补充患者体内缺乏的电解质，维持机体酸碱平衡及内环境的稳定。

应用半透膜及相关原理对患者血液进行净化的同时，在短时间内伴随患者体内大量代谢产物快速被清除，会引起患者血流动力学及机体内环境的改变。因此在血液透析治疗中应当注意观察血液透析治疗对患者的影响，观察患者生命体征、病情变化，及时处理突发事件是护理人员的主要责任。

血液透析中最常见的并发症为血压、心率的改变及透析失衡综合征，对患者并发症的观察与护理措施如下。

一、对患者血压的观察及处理

在血液透析治疗中最常见的并发症是低血压与高血压。

（一）透析治疗中的低血压

1. 发生原因

透析开始血液被引入体外的血液回路内循环，使患者体内血容量减少（循环血量据透析器的大小而不同，约为 200 mL），再经过 4 h 透析的超滤和清除毒素使体内循环血量减少，血液渗透压降低。在血液透析治疗中，由于除水使患者血压有不同程度下降，真正需要进行处理的低血压发生率占 7.24%。肾衰竭患者的水钠潴留是普遍存在的，透析治疗前要求患者体重不超过干体重的 5% 或透析期间每天体重增加不应超过 1 kg。治疗中超滤速度过快，超滤量大于 1 000 mL/h；超滤量过多，大于干体重 5% 以上，易导致血浆容量在短时间内急速下降，当下降程度超过机体耐受性，患者则会出现心率增快、血压降低、面色苍白、冷汗淋漓、四肢厥冷、恶心、呕吐等低血容量性休克的表现，严重者出现表情淡漠、嗜睡、抽搐、昏迷等。

引起低血压的原因还有血流动力学的改变对原有心脏疾病的影响。如高龄、糖尿病透析患者多合并心脏疾病，尿毒症性心肌损害如心肌炎、心包炎等，在血容量降低心肌缺血时，均会发生心率的改变，甚至出现心力衰竭引起血压的降低。在观察中可见，由于心脏原因引起的血压变化最初是随心率的改变而升高或降低的。

引起低血压的原因还有低钠透析液使患者血浆渗透压降低，透析机温度过高使外周血管扩张，使回心血量减少及患者体内电解质及酸碱平衡的改变，低氧血症、低蛋白血症、甲状旁腺功能减退、自主神经功能紊乱、动脉硬化等多种因素。归纳起来最常见的原因是：血容量降低、渗透压降低、超滤速度过快。

护理上的观察极为重要，当患者血容量降低之初，表现为迷走神经兴奋，如频繁打哈欠，由于心脏功能的代偿最早表现为心率增快。及早发现及时补充生理盐水，提高循环血量，及时停止超滤或减慢超滤速度，对防止病情恶化极为重要。

2. 处理措施

透析患者本身存在着水钠潴留高血压，随着透析超滤的进行，血压会逐渐下降。一般对逐渐血压降低只需注意观察，但对血压急剧下降，或血压下降伴随心率改变并有其他症状者，均应给予积极关注、适当处理。70.37% 低血压均发生在血液透析第 3 h、第 4 h，应引起特别注意。

严密观察血压变化，血压每 0.5 ～ 1.0 h 测量一次，发现异常及时通知医生，必要时随时监测。

发现低血压后立即停止除水。

摇低床头使患者头低足高位。

补充血容量，遵医嘱给予生理盐水 100 ～ 200 mL。

提高血浆晶体渗透压或胶体渗透压。10% 氯化钠注射液 10 mL，静脉注射；50% 葡萄糖注射液 20 mL 静脉注射；人血清白蛋白 5 ~ 10 g 静脉注射。

使用升压药物。生脉注射液 20 ~ 40 mL 静脉注射或口服盐酸米多君片等。

症状缓解后重新设定除水量、减慢除水速度或停止除水。

安慰患者，待病情好转后对患者进行健康教育，积极采取预防措施。

对回血前、后发生的低血压应教会患者如何保护和观察内瘘是否通畅。

3. 预防措施

改变治疗方法：对长期低血压患者可使用高钠透析液（氯化钠 140 ~ 145 mmol/L）或采用在线 HF、HDF 等方法，对大量水潴留的患者使用程序除水、单超或序贯透析。

劝告患者限制盐的摄入量，减少透析间期饮水量，防止饮水过多致使体重增长。

对患者干体重进行再探讨，根据心胸比值重新确定干体重的设定值，不要过度除水；去除患者特殊因素如有腹水而实际外周水肿并不明显等情况。

指导患者在透析之后视血压实测值服用降压药物。

对易发生低血压的患者在透析过程中最好不要进食。

确定心功能状态，有无并发心肌炎、心包积液等。

纠正贫血，纠正低蛋白血症，加强饮食指导，增加蛋白质摄入量。

考虑使用血容量监测。

（二）透析治疗中的高血压

1. 发生原因

在血液透析治疗中高血压的患者占 80% 以上，与年龄无关。大体分为容量依赖性及肾素依赖性高血压，前者与水在体内大量滞留，血容量过多有关；后者与超滤后血容量降低刺激容量感受器，使肾素 - 血管紧张素系统功能亢进，末梢毛细血管收缩增强有关。还与升压物质相对清除过慢，浓度相对升高有关。

容量依赖性高血压多发生在血液透析治疗开始，随着体内潴留水分的大量被清除，血压逐渐下降，也有降至正常。肾素依赖性高血压则随着体内潴留水分的大量被清除，血容量降低刺激容量感受器，使交感神经兴奋肾素分泌增加，血浆中儿茶酚胺浓度异常升高，引起外周血管收缩而使血压逐渐升高。这类高血压多发生在治疗 2 h 以后，患者会出现头痛、恶心、呕吐，严重者甚至在薄弱环节发生出血（如脑出血，患者还会出现意识障碍、昏迷等）。由于治疗中使用抗凝血药物，预后往往很严重。一般在收缩压达到 180 mmHg 时，应及时通报医生及时处理，防止脑血管意外等情况的发生。

2. 处理措施

患者发生高血压后应及时告知医生。

容量依赖性高血压的治疗方法为适当除水，将患者体重维持在干体重水平。过早地给予降压药物会造成血压降低后对大量除水的不耐受。

肾素依赖性高血压的处理一般是在血液透析治疗后 2 h 给予降压药物，如硝苯地平 10 mg 口服或卡托普利 12.5 mg 口服等。

在回血前血压＞ 200/100 mmHg 时应慎重处理（延迟回血），应先使用降压药物，待血压下降至 180/100 mmHg 后再进行回血操作,血流量降低为 80 mL/min 进行回血治疗。对老年患者,应注意防止脑血管意外的发生。

3. 预防措施

合理应用降压药物,观察患者降压药物的服用及疗效。

观察总结患者的体重控制情况。

指导患者低钠饮食,控制水的摄入量。

在血液透析治疗中对高血压与低血压的管理非常重要,是防治心脑血管并发症的重要方面并关系到患者的长期存活率与生活质量,应针对患者个体制定护理方案,观察患者服用降压药物的疗效,督促医生对患者降压药物进行调节。

血液透析患者的血压应维持在 140/90 mmHg 以下,但由于患者的情况不同,应根据患者不同的降压效果区别对待。如高龄及糖尿病肾病患者,并发血管病变、动脉硬化及缺血性心脏疾病等比较多,循环系统的调节功能低下,透析中易发生低血压或直立性低血压。

二、对患者心律改变的观察与处理

1. 发生原因

在血液透析治疗中,部分患者主诉心慌、胸闷、气短,出现恶心、呕吐、心律失常、血压不稳定等情况。检查心电图可见心房纤颤,室性或室上性期前收缩,窦性心动过速、过缓,右束支传导阻滞等多种表现。

在血液透析治疗中各种电解质及 pH 值的改变,特别是钾离子、钙离子的浓度变化直接影响心肌收缩力。钙离子参与心肌兴奋 – 收缩耦联过程,心肌细胞膜上钙离子通透性增强时,钾离子通透性减弱,心肌兴奋增高,心肌收缩力加强心率加快,反之心率减慢。

血液透析开始时血液的引出及大量超滤后,循环血量的减少所产生的血流动力学的改变增加了心脏的负担,更加重了原有心脏疾病的心肌缺血症状,血容量的降低刺激交感神经兴奋,释放肾上腺素、去甲肾上腺素,导致儿茶酚胺的增加,刺激心肌细胞膜上的 β 受体使心肌兴奋性增强,收缩力增加,心搏加快,多种关联因素均可诱发心律异常。

血液透析患者由于高龄、糖尿病肾病及脂肪代谢的紊乱,使心血管并发症发病率高。在血液透析患者死因中,心血管疾病占第一位,应引起高度重视。在血液透析治疗中患者出现心律异常时应及时通报医生,及时按医嘱处理。

2. 处理措施

观察患者心率或心律变化情况,对病情严重者协助医生做心电图,必要时进行心电监测。

严格执行医嘱设定血液流量及除水量,并根据病情随时调整。

遵医嘱给予患者吸氧,及时准确使用药物,如硝酸甘油、丹参制剂、毛花苷 C、普萘洛尔等。

3. 预防措施

充分透析清除毒素,避免由于代谢产物的积蓄造成心肌的损害。

避免除水过多、过快造成的冠状动脉血流减少致使心肌缺血。

尽量减少血流动力学对患者心脏的影响,如减慢血液流量 150 ~ 180 mL/min,使用小面积透析器，延长透析时间或改为腹膜透析。

合理控制血压。

改善贫血，应维持血细胞比容在 35% ~ 54%。

防止透析治疗中低氧血症的发生，使用生物相容性好的透析器与适当吸氧。

加强饮食指导防止钾过多的摄入。

三、对患者透析失衡综合征的观察与处理

1. 发生原因

肾功能衰竭患者代谢产物及电解质在体内大量积蓄，如钾、钠、氯、尿素氮、肌酐、肌酸等在血液中浓度很高，使血浆渗透压增高。由于血液透析治疗，短时间内代谢产物被清除，导致代谢产物及电解质的浓度迅速降低，血浆渗透压也随之降低。由于血－脑屏障，脑脊液中毒素的清除速度较血液慢，形成了渗透压差，使血液中的水分进入颅内而发生脑水肿。患者出现头痛、恶心、呕吐、烦躁不安、痉挛，严重者可出现意识障碍，称为透析失衡综合征。

2. 护理措施与预防措施

透析失衡综合征多见于尚未适应透析治疗的患者。为了避免透析失衡综合征的发生，对初次接受血液透析治疗的患者一般采用低效透析方法，包括减慢血流速度，应用面积小的透析器，短时间及每日连续透析的方法进行诱导。

提高透析液中的钠浓度，可在治疗结束前 1 h 给予 50% 葡萄糖注射液 20 ~ 40 mL 静脉注射，提高患者血浆晶体渗透压，使患者能够适应透析治疗后再逐渐纳入常规透析。

发生透析失衡综合征时遵医嘱给予降颅压等对症处理。

四、对患者免疫反应与变态反应的观察与处理

1. 发生原因

当血液与透析膜接触时，某些膜表面上的游离羟基激活补体，产生补体片段 C_{3a}、C_{5a}，这些致敏毒素在迅速返回体内时引发变态反应。组胺的释放刺激皮肤瘙痒，细胞激肽的产生刺激体温升高，前列腺素使末梢血管扩张血压降低，同时对白细胞有易化作用，使白细胞沉积在肺静脉毛细血管床，不仅使肺血管内血液淤滞，而且血小板释放的血栓素使肺血管收缩形成肺动脉高压，影响肺泡扩张造成低氧血症。

在透析液被细菌污染情况下，内毒素可透过透析膜进入血液与蛋白结合，刺激单核细胞释放白介素、肿瘤坏死因子、细胞激肽等炎症物质，引起患者瘙痒、发热、哮喘、休克等。

变态反应的发生与透析器及血液回路的生物相容性（如原材料、质量、消毒方式等）及操作方法密切相关，亦与治疗中用药、输血、输蛋白等诸多因素有关，并且还与患者本身是否是过敏体质及个体耐受性有关（如透析器首次使用综合征）。血液透析中变态反应常常发生在治疗开始和用药、输血后，发现患者出现瘙痒、皮疹等，应引起注意，特别是在治疗之初患者出现胸闷、呼吸困难等应立即报告医生并做好抢救准备。

2. 护理措施

吸氧；抗过敏药物的应用如地塞米松 5 mg 静脉注射；对症治疗的配合；回血。

五、对患者肌肉痉挛的观察与处理

1. 发生原因

血液透析治疗中超滤过多,使血容量降低、血压下降。毛细血管收缩以补充血容量,使末梢微循环灌注量不足,组织缺氧。透析中钠的清除及使用低钠、低钙透析液,使电解质发生改变。酸碱平衡失调、长期透析患者卡尼汀(肉毒碱)丢失,均可使患者在治疗中出现肌肉痉挛。一般多发生在下肢,也有发生在腹部及上肢。

2. 护理措施

通常处理方法以血压变化决定,血压低以补液(如生理盐水 100 ~ 200 mL 静脉注射),提高血浆晶体渗透压(如静脉给予高渗糖、高渗盐等)为主;血压无变化时以补充钙制剂(如静脉给予 10% 葡萄糖酸钙)为主。

长期透析患者应补充卡尼汀(如静脉给予左卡尼汀)。

给予局部热敷或按摩。

3. 预防措施

确认干体重的设定值是否正确,透析超滤量是否适当。

透析液中的钠浓度与钙浓度设置是否合理。

透析患者均存在不同程度的钙磷代谢异常,日常观察患者纠正钙、磷代谢异常的疗效,及时与医生通报非常必要。

六、对患者体温异常的观察与处理

1. 发生原因

通常在透析治疗时患者体温无明显变化。但是血液透析患者本身存在中性粒细胞功能低下,淋巴细胞不仅功能低,而且数量少,使得透析患者细胞免疫与体液免疫功能均低下;常有患者自身存在感染,在透析治疗中发生体温升高的情况,多表现为寒战、高热。

体温升高还与透析相关因素有关:①直接因素,如透析器与血液回路在连接操作中被污染。②间接因素,如透析液有污染使内毒素过膜等引起血行的污染;在治疗中输血或血浆制剂等。另外,透析治疗中患者体温降低,往往由超滤量过多、循环末梢血管收缩及透析机温过低引起。

2. 护理措施

严格执行无菌操作原则,阻断感染途径,特别是连接透析器及回路、皮肤消毒等各个环节。

严格执行操作规范,如机器消毒和酸洗,防止污染与交叉感染。

患者自身并发感染者要遵医嘱应用抗生素。

物理降温或药物降温等对症处理。

对于体温降低在处理上可适当提高机器温度,纠正血容量不足,给予适当的热水袋及保暖处理。

第五节　血液透析急性并发症的防治及护理

血液透析并发症根据其发生的时间分为急性并发症和远期并发症。前者是指并发症发生在透析过程中，发生快，病情重，需立即治疗；后者是指并发症发生在透析相当长一段时间后，起病缓慢，但病情重危害大，需加强预防。血液透析过程中或在血液透析结束后数小时内发生的与透析治疗本身有关的并发症称为血液透析急性并发症或即刻并发症。

一、低血压

低血压是血液透析过程中常见的急性并发症之一，发生率为 25% ~ 50%。低血压可造成透析血流量不足，以致超滤困难、透析不充分等。有症状的低血压也是透析患者提早结束透析的主要原因，所以应尽量避免。

（一）透析相关的低血压

有效血容量减少：最为常见。其中发生于透析开始后 1 h 内的血压下降称透析早期低血压，主要原因是体外循环血流量增加，血管的收缩反应低下，引起有效血容量不足所致，多见于年老体弱、心血管不稳定的透析诱导期患者。透析中晚期，低血压多见于超滤过多（低于干体重）、过快（大于毛细血管再充盈率）。当溶质清除过快时，血浆渗透压迅速下降，驱使水分向组织间和细胞内转移，也可导致有效血容量减少发生低血压。

（1）醋酸盐透析液不耐受：患者可因血管扩张，外周阻力降低而导致心排血量下降，引起低血压。

（2）透析膜生物相容性较差：可产生一系列扩血管炎性因子，诱发低血压。

（3）致热原反应等引起的低血压。

（二）患者自身因素相关的低血压

自主神经功能紊乱：多为压力感受器反射弧缺陷，导致心血管的代偿机制障碍，血压不稳定。

内分泌性因素：如心房钠尿肽、前列腺素代谢失衡及激素功能障碍。

使用降压药物：如血管紧张素转换酶抑制剂（ACEI），特别是透析前服用降压药物，降低了机体对血容量减少引发的缩血管反应，容易发生透析中低血压和透析后直立性低血压。

尿毒症所致的心肌疾病、心包炎、心功能不全、心律不齐等。

其他如严重感染、重度贫血、低蛋白血症、严重创伤、出血、剧痛等。

（三）临床表现

少部分患者发生低血压时无任何症状，但大多数患者有自觉症状，打哈欠、便意感、背后酸痛等往往是发生低血压前的先兆症状，需细心观察并及早处理。低血压典型症状是恶心、呕吐、冷汗、肌肉痉挛等，重者常表现为呼吸困难、面色苍白、头晕、焦虑、黑蒙、心率加快、一过性意识丧失甚至昏迷。因此，在整个透析过程中，需常规监测血压。

（四）处理

透析患者发生低血压时应迅速将患者平卧，头低位，同时减少血泵流速，调低超滤并立即快速静滴生理盐水 100 ~ 200 mL，多数患者可缓解。必要时可给予高渗葡萄糖液、血浆和白蛋白，以提高血浆渗透压。上述处理后仍不好转，应立即使用升压药物，并应积极寻找有无其他诱发原因，以便采取相应的抢救措施。

（五）预防

对于首次透析患者要解除思想顾虑和惧怕心理，主张诱导透析。伴有严重贫血患者（血红蛋白< 50 g/L），透析前开始输血，管路要预冲盐水。出现严重低蛋白血症者，可输入血浆、白蛋白和其他胶体液以维持其血浆渗透压。在透析方案上应尽量使用生物相容性好的透析膜，主张碳酸氢盐透析。超滤量应控制在患者体重的 5% 以内。反复出现透析性低血压患者考虑改变透析方式为可调钠透析，序贯透析或血液滤过。同时注意透析前停服降压药物，改在透析后服用。积极处理患者心血管并发症和感染。口服选择性的 α_1- 受体激动剂盐酸米多君片可以减少透析过程中低血压的发生。

二、透析失衡综合征

透析失衡综合征指在透析中、后期或结束后不久出现的与透析有关的以神经系统症状为主的一组综合征，发生率为 3.4% ~ 20.0%。易发生于最初几次透析和使用大面积高效透析器时。

（一）病因

血脑屏障学说：大多数学者认为其与脑水肿有关。透析过程中脑组织及脑脊液中尿素氮和肌酐等物质浓度下降较慢，血浆渗透压相对于脑细胞而言呈低渗状态，水从外周转入脑细胞中，引起脑水肿。

低氧血症致脑缺氧。

弥散学说：透析时酸中毒纠正过快，而 HCO_3^- 等的弥散速度不同而使脑脊液的 pH 值下降，导致脑脊液及脑组织反常性酸中毒等。

（二）临床表现

早期表现为恶心、呕吐、不安及头痛等，进一步发展为定向力障碍、嗜睡等。严重者表现为抽搐、精神失常、惊厥、扑翼样震颤、癫痫样发作、木僵、昏迷，甚至死亡。

（三）处理

轻者给予吸氧、静脉注射高渗溶液，可酌情予以镇静剂，缩短透析治疗时间。症状严重者则应立即终止透析，静脉滴注 20% 甘露醇并根据病情采取必要的抢救措施。

（四）预防

吸氧有助于预防所有透析患者发生透析失衡综合征。对尿毒症毒素严重患者，应采取诱导透析，并可改变血液净化方法如血液滤过，可调钠透析或序贯透析。必要时透析前使用苯妥英钠。

三、肌肉痉挛

在透析治疗中，肌肉痉挛发生率约 20%，并常与低血压有关，但极少数患者肌肉痉挛时，先前无低血压倾向。

（一）病因

迄今病因不十分清楚。可能与低钠、低钙、迅速脱水或脱水过多引起细胞外液容量下降和渗透压下降以及使用低钠透析液有关。

（二）临床表现

肌肉痉挛多发生在透析的中后期，尤以老年人多见。肌肉痉挛以疼痛为主，好发于下肢如足部、腓肠肌，少数以腹部表现突出。一般持续约 10 min，患者焦虑难忍。

（三）处理

可采取降低超滤速度，输入生理盐水 100 ~ 200 mL 或 10% 氯化钠 10 ~ 20 mL 或用高渗糖水可使症状缓解。

（四）预防

对高危人群，应采用高钠透析液透析。对经常发生肌肉痉挛者应重新考虑调整体重，减少超滤率。采取碳酸氢盐透析，或改变透析方式如序贯透析，血液透析滤过也有助于减少肌肉痛性痉挛。

四、心律失常

心律失常发生率约 50%，是猝死的主要原因之一。

（一）病因

导致透析中心律失常主要病因仍是电解质异常或酸碱平衡紊乱，如高血钾、低血钾、低碳酸血症等，透析前服用降压药物，尤其是透析患者因纠正心力衰竭常服用洋地黄制剂，在同时伴发低钾的时候最易引起心律失常。ACEI 的服用可引起高钾血症而致心律失常。患者并发的心肌病变、冠心病、心力衰竭、心包炎、严重贫血等也易诱发心律失常。

（二）临床表现

临床上可出现各种类型的心律失常，以心房扑动、心房颤动最为常见，室性心律失常以频发室性期前收缩为主，严重者可有心室颤动。临床症状常无特异性，可伴心悸、头晕、黑蒙、晕厥等，严重时可发生阿 – 斯综合征，甚至猝死。

（三）处理

应根据不同病因和心律失常类型给予相应处理，但需注意药物在透析患者体内的潴留和毒性作用。应及时请心血管专家协助治疗。预防上，从病因入手，纠正电解质和酸碱平衡紊乱等。对顽固性反复发作，尤其合并有严重器质性心脏病患者应改为腹膜透析。

五、透析器反应

由于使用新透析器而产生的一组综合征。临床上分为两型：A 型（即刻过敏反应）透析器反应和 B 型（非特异性胸背痛）透析器反应。

（一）A 型（较少见）

病因：可能与环氧乙烷诱发 IgE 介导的免疫反应有关。新近报道服用 ACEI 的患者，使用聚丙烯腈（PAN）膜透析时也可发生。

临床表现：常发生在透析开始的 5 ~ 30 min，包括呼吸困难、焦虑不安、荨麻疹、皮肤瘙痒、流涕、腹部疼挛、血管性水肿等。

处理：轻者不必处理，症状可随透析逐渐消失。重者应立即停止血液透析，夹住透析管路，把血液和透析器丢弃，并积极对症处理，包括吸氧、用肾上腺素、用抗组胺药和激素。透析前应充分冲洗透析器，以清除残余的有毒物。若反应严重，避免使用同样膜材料和消毒方法的透析器。

（二）B 型（最常见）

病因：可能与膜的生物相容性有关。

临床表现：一般在透析开始的前 1 h 出现，主要表现为胸痛伴或不伴背痛，少数伴有不同程度的恶心、皮肤瘙痒和难以表达的不适感。

处理：多数症状并不严重，可自行缓解。可吸氧、使用抗组胺药和镇痛药，无须终止透析。复用透析器或使用生物相容性更好的透析器可减少发生。

六、空气栓塞

空气栓塞指透析过程中，空气进入人体引起的血管栓塞，是透析治疗中的严重并发症，常有致命性危险。主要原因以泵前输液、泵前血管通路破裂及回血不慎将空气驱入多见。

（一）常见病因

动脉血管通路泵前补液，未及时夹住管道，致使空气被吸入血流。

血管通路破损，尤其是血泵前管道破裂，因负压作用，极易吸入空气。

血管通路及透析器内空气未排尽，联机循环接通后，空气被推入血中。

内瘘穿刺针周围漏气，管道连接不严，接头处松动。

透析机除气设备失灵，如肝素注射器漏气或空气捕捉器破损。

透析膜破损及透析液内含有大量空气，而透析机除气泵失灵使空气弥散入血。

透析结束时回血不慎，将空气驱入血中。

（二）临床表现

少量空气呈微小气泡缓慢进入血液时，可溶解入血或由肺呼出，不发生任何症状。若气泡较大，漏气速度较快，一次进入 5 mL 以上时，可发生明显的气体栓塞症状，表现为血压迅速下降、发绀、抽搐、昏迷，甚至因呼吸、心搏骤停而死亡。空气缓慢持续进入时，出现倦怠、面色潮红、心跳加快、刺激性咳嗽、胸闷、呼吸困难、喉头阻塞感、心前区疼痛、头痛、晕厥。

（三）处理

一旦发生空气栓塞应立即夹住静脉管道，停止血液透析，同时患者取头低位，左侧卧位，抬高下肢，使空气进入右心房顶端，不进入肺动脉和肺。当出现严重心脏排血障碍时，应考虑行右心室穿刺抽气。急诊处理过程中，切忌行心脏按压，以免空气进入肺血管床和左心室而引起全身动脉栓塞。吸纯氧，有条件可在高压氧舱内加压给氧。静脉推注地塞米松减轻脑水肿，注入肝素及低分子右旋糖酐改善微循环。

（四）预防

空气栓塞是威胁患者的严重并发症，治疗较困难，应以预防为主：①透析管道连接要牢固，静脉穿刺前要认真排除管道气泡，注意管道是否破裂。②慎用泵前补液。③操作人员要严格操作规程，回血时，必须精力集中，及时夹住静脉管道。④随时注意空气捕捉器的液面在 3/4 处，并确保空气报警装置的灵敏度。

七、溶血

透析时发生急性溶血是严重的急症并发症之一。

（一）急性溶血

主要发生原因包括：①透析机温控系统失灵，透析液温度异常（温度超过 51℃时，可引起严重的溶血，患者可因高钾血症而死亡；47～50℃时，可发生延迟溶血）。②血泵和管道内红细胞的机械损伤。③透析液浓度异常，特别是低钠引起血浆低渗透压，使红细胞肿胀破裂。④残留的消毒剂（如环氧乙烷、甲醛溶液）与细胞接触发生还原反应，损伤细胞。⑤透析用水中的氧化剂和还原剂（如氯胺、铜、硝酸盐）引起红细胞渗透脆性增加。⑥血液透析中异型输血。

（二）临床表现

患者常感胸部紧压感、腰背痛，可伴有发冷发热、血红蛋白尿、呼吸困难，严重者出现高钾血症，血细胞比容下降，静脉回路血液呈紫红色或淡红色。

（三）处理

一旦透析时发生溶血应立即关闭血泵，停止透析，夹住静脉管道，丢弃体外循环血液。并给予患者吸入高浓度氧，同时输入新鲜血。在纠正溶血原因后，严重高钾血症者可重新开始透析治疗。

（四）预防

主要预防步骤包括：①透析器及管道连接前要充分冲洗，以清除残留的消毒剂和化学试剂。②透析用水要使用反渗装置处理，并定期维护。③透析机需装有高温监视装置。④严密监测透析液的浓度及质量。

八、透析器破膜

（一）原因

透析器质量问题。

透析器储存不当，如冬天储存在温度过低的环境中。

透析中因凝血或大量超滤等而导致跨膜压过高。

对于复用透析器，如复用处理和储存不当、复用次数过多也易发生破膜。

（二）紧急处理

一旦发现应立即夹闭透析管路的动脉端和静脉端，丢弃体外循环中血液。

更换新的透析器和透析管路进行透析。

严密监测患者生命体征、症状和体征情况，一旦出现发热、溶血等表现，应采取相应的处理措施。

（三）预防

透析前应仔细检查透析器。

透析中严密观察跨膜压，避免出现过高跨膜压。

透析机漏血报警等装置应定期检测，避免发生故障。

透析器复用时应严格进行破膜试验。

九、体外循环凝血

（一）原因

血流速度过慢。

外周血血红蛋白过高。

超滤率过高。

透析中输注血液、血制品或脂肪乳剂。

透析通路再循环过大。

使用了管路中补液壶（引起血液暴露于空气、壶内产生血液泡沫或血液发生湍流）。

（二）紧急处理

轻度凝血：常可通过追加抗凝剂用量，调高血流速度来解决。在治疗中仍应严密监测患者体外循环凝血变化情况，一旦凝血程度加重，应立即回血，更换透析器和管路。

重度凝血：常需立即回血。如凝血重而不能回血，则建议直接丢弃体外循环管路和透析器，不主张强行回血，以免凝血块进入体内发生栓塞。

（三）预防

透析治疗前全面评估患者凝血状态、合理选择和应用抗凝剂是预防关键。

加强透析中凝血状况的监测，并早期采取措施进行防治。包括压力参数改变（动脉压力和静脉压力快速升高、静脉压力快速降低），管路和透析器血液颜色变暗，透析器见小黑线，管路（动脉壶或静脉壶内）小凝血块出现等。

避免透析中输注血液、血制品和脂肪乳剂等，特别是输注凝血因子。

定期监测血路通路血流量，避免透析中再循环过大。

避免透析时血流速度过低。如需调低血流速度，且时间较长，应加大抗凝剂用量。

第六节　血液透析远期并发症的防治及护理

血液透析远期并发症是维持性透析患者在透析数年后相继出现的，诸如继发性甲状旁腺功能亢进、透析性骨病、透析性痴呆、透析相关性淀粉样变、铝中毒及病毒性肝炎等。这些远期并发症的出现使透析治疗的复杂性进一步增大，对透析工作者的要求进一步增加。

一、心血管系统疾病

在血液透析的远期并发症中，心血管系统疾病占比最高，危害性最大，是血液透析患者最常见的死亡原因。

（一）高血压

高血压是心血管并发症最重要的独立危险因素。据统计，有近80%的尿毒症患者伴有高血压，尤其在肾小球肾炎、原发血管病变或糖尿病肾病透析患者中，高血压发病率高达90%。

1. 病因

尿毒症患者血压持续增高的主要因素与其心排血量和总外周血管阻力增加等密切相关，包括：①水钠潴留导致容量负荷增加。②肾素血管紧张素系统（RAS）激活，血浆肾素活性显著增高。③细胞内游离钙增加与甲状旁腺激素水平增高。④自主神经系统病变导致交感神经系统紊乱等。

2. 防治措施

保持干体重：所有患者应通过限制水、钠摄入和透析达到并维持干体重，如此可使65%～80%的患者高血压得到控制。

合理使用降压药：20%～30%的患者在采用饮食控制和透析治疗达到干体重后，仍需用降压药以控制血压。多主张首选ACET和钙通道阻滞剂，或加用β受体阻滞剂，但需注意透析当天最好在透析结束后服用降压药以防透析中低血压的发生。

对难治性高血压，应积极寻找原因对症治疗，如患者对饮食控制和服药的依从性；降压药的剂量、给药时间及药物之间相互作用；同时是否存在肾动脉狭窄、甲状腺功能亢进症或甲状旁腺功能亢进、高钙血症等。

（二）左心功能不全

1. 病因

综合因素所致，包括高血压、水钠潴留、贫血、动静脉瘘、动脉粥样硬化、尿毒症毒素蓄积、营养不良和低蛋白血症等。

2. 临床表现

由于左室顺应性明显减低，当容量负荷加重时极易引起肺充血和急性肺水肿；相反，当水、钠丢失和容量减少时，又易使心排量锐减，引起冠状动脉灌注不足，诱发心绞痛或心肌梗死。

3. 防治

充分透析可改善心肌收缩功能，因此充分合理的脱水以维持透析患者理想的干体重十分重要。应选用碳酸氢盐透析。此外，要积极控制高血压、纠正贫血和进行营养支持。

（三）心包炎

心包炎是慢性肾功能衰竭晚期的常见并发症，按其发生时间与透析治疗开始先后的关系分为早期心包炎和迟发性心包炎两大类。

1. 病因及发病机制

病因及发病机制尚未完全肯定，可能与以下因素有关：①尿毒症毒素蓄积。②水钠潴留。③病毒感染。④免疫异常。⑤血小板功能异常、凝血机制障碍以及血液透析时全身肝素化等。

2. 临床表现

早期心包炎（尿毒症心包炎），多见于透析治疗开始前或治疗后不久（2周内）尚未充分透析的尿毒症患者，表现为心前区不适、闷痛，以立位或前倾位较明显；心包摩擦音几乎存在于所有心包炎患者,但常在 2 ～ 4 d 消失。对于在透析过程中经常出现低血压的尿毒症性心包炎患者，应考虑大量心包积液的存在。心电图检查结果无特异性，房性心律失常为常见的心律改变，X线检查可见心影扩大，超声心动图对诊断心包积液有较大价值。

迟发性心包炎（透析相关性心包炎），是指透析治疗开始后（2周至2个月）才出现的心包炎或心包积液，患者常无明显临床症状，心包摩擦音发生率较低，血液透析时易有难以解释的低血压。可以通过超声心动图诊断心包积液的存在。当发展至缩窄性心包炎时，主要表现为右心功能不全，极易误诊为充血性心力衰竭。处理上，首先要鉴别是早期心包炎还是迟发性心包炎，因两者在治疗方法的选择上有所不同。前者以加强透析为主，一旦确立尿毒症心包炎的诊断应立即着手透析。通常每周进行 5 ～ 7 次透析,每次 4.0 ～ 4.5 h,连续 2 ～ 4 周采用高效大面积透析器并减少肝素用量、无肝素透析或采用局部肝素化，以防心包血性渗出。迟发性心包炎亦需加强透析，每周 3 次，每次 5 h，但单纯加强透析难以使心包积液消失，甚至在肝素应用时，血性心包炎反而加剧或发生心脏压塞。此时可改用腹膜透析、血液滤过或连续性动静脉血液滤过。对糖皮质激素和吲哚美辛的应用尚有不同看法，多数研究者认为它们不能改变病理学变化，因此仅应用于有高热或全身中毒症状者。有报道称用氟羟泼尼松龙通过导管注入心包腔内治疗心包炎取得了良好疗效。对缩窄性心包炎应尽早进行心包剥离及部分心包切除术。

（四）冠状动脉疾病

透析患者直接死于冠状动脉疾病者占 10%。动脉粥样硬化是造成冠状动脉疾病的主要原因。主要预防措施包括控制高血压、高脂血症，纠正贫血，防治甲状旁腺功能亢进症，控制钠摄入，保持透析间期体重稳定，避免过多、过快超滤脱水。心绞痛或心肌梗死的治疗与非透析人群处理原则相同。

（五）心内膜炎

透析患者继发心内膜炎者占 5%，易感因素包括尿毒症本身引起免疫力低下，免疫抑制剂的应用，创伤性治疗手段引起血管内膜损伤和心脏内膜损伤等。细菌主要来源于血管通路与血管进路。据报道，致病菌中 70% 为金黄色葡萄球菌，其次为表皮葡萄球菌。细菌性心内膜炎的诊断通常比较困难，症状和体征均缺乏特异性。发热不明显或偶有发热，但对长期或反复发热者，应该想到细菌性心内膜炎。依靠心脏杂音来诊断心内膜炎特异性较差，因尿毒症引起的贫血、心瓣膜钙化、高血压及动静脉内瘘等都可产生或改变心脏杂音。但经常进行心脏听诊尤其必要，对近期出现的杂音应高度怀疑心内膜炎的发生。超声心动图和彩色多普勒检查发现瓣膜反流和赘生物以及血培养阳性是细菌性心内膜炎可靠的诊断证据，其他如血白细胞升高、血沉加快、血清 C 反应蛋白阳性和脾大等有助诊断。治疗上，根据细菌培养及药物敏感试验选择适当的抗生素。抗生素剂量要足，疗程要长，一般应达 6 周。有进行性瓣膜损伤、进行性心力衰竭或复发性血管栓塞者，可考虑心脏瓣膜置换术。

（六）心律失常

尿毒症透析患者发生心律失常的危险因素明显增加，这些因素包括尿毒症心肌病变，缺血性心脏病，心包炎，钾、钙、镁或酸碱代谢异常，系统性疾病如心肌淀粉样变，贫血，药物中毒等。原无心脏病患者，严重心律失常的发生并不常见，血液透析亦不增加异位心律的发生。原有心脏疾病的尿毒症患者伴发心律失常者达 50%，且其中 1/4 的患者可能由于血液透析诱发严重心律失常，如二联律、室性心律、室性心动过速或心房颤动。急性发生的严重心律失常多因高钾血症、低钾血症、病毒感染、心肌钙化或洋地黄类药物中毒等引起。防治应戒烟和停止饮用咖啡，纠正诱发因素如贫血、电解质紊乱、酸中毒，避免低血压及低氧血症。药物治疗与非透析患者基本相同，但一些药物剂量要相应调整。药物治疗无效者可采用电复律或安装心内起搏器等措施。

（七）脂质代谢紊乱

据报道，60% 的慢性透析患者存在高脂血症，多数属 IV 型。现已证明与患者体内载脂蛋白代谢异常有关，使脂蛋白的构成上发生改变，患者血中的极低密度脂蛋白及甘油三酯含量增加，而高密度脂蛋白及胆固醇减少。上述脂代谢紊乱的主要原因除尿毒症本身导致肝内脂蛋白酯酶活力下降，使甘油三酯合成增加和清除减少外，血液透析中长期大量肝素抗凝加重高脂血症，醋酸盐在肝内代谢转化为胆固醇和脂肪酸以及某些药物如 β 受体阻滞剂等的长期应用亦对脂质代谢产生影响。戒烟、忌酗酒并鼓励患者进行适度体育活动，血液透析中减少肝素用量，尽量采用碳酸氢盐透析等有助于减缓高脂血症发生。治疗上以饮食疗法为主，多进食富含纤维素的食物，提倡低脂肪、低胆固醇、低糖饮食，每日按规定能量摄入，辅以降脂药物治疗时，应考虑尿毒症患者可能引起的药物蓄积以及血液透析对该药物的清除能力，指导药物剂量。

二、透析相关性淀粉样变

透析相关性淀粉样变首先在腕管综合征透析患者中发现，之后证明在关节、骨骼及内脏器官中都可发生，是长期透析患者的一种全身性并发症。这种淀粉样变的基本成分是 β_2- 微球蛋白（β_2-MG），主要存在于血液，也可存在于关节滑液、脑脊液、羊水、精液、房水、初乳及唾液中。健康人 β_2-MG 的合成量为每日 150 ~ 200 mg，约 95% 的 β_2-MG 经肾脏代谢，因此一旦肾脏损害，血中 β_2-MG 浓度为正常值的 10 ~ 60 倍。

（一）β_2微球蛋白相关性淀粉样变的危险因素

长期 β_2-MG 的积累是 β_2-MG 相关性淀粉样变形成的必要因素，尿毒症患者血中 β_2-MG 水平受多种因素的影响，但主要见于长期血液透析的患者且透析的时间越长发病率越高。研究表明，开始透析的年龄也是 β_2-MG 相关性淀粉样变的一个独立危险因素，年龄越小发病率越高。透析膜对 β_2-MG 相关性淀粉样变的形成有一定影响，连续性不卧床腹膜透析（CAPD）或用高通量生物相容性较好的透析膜的患者，血清 β_2-MG 浓度比用铜仿透析膜者低 30%，并能够延缓 β_2-MG 相关性淀粉样变的形成。代谢性酸中毒能够刺激 β_2-MG 产生，对 β_2-MG 相关性淀粉样变的形成有促进作用。

（二）临床表现

β_2-MG 对关节组织有较高的亲和力，首先沉积在软骨表面，逐渐累及滑膜、关节及肌腱。在透析治疗 5 年内，病变部位最初无细胞成分及骨质损害，也缺乏临床症状及放射学征象，不容易发现，早期诊断主要依靠病理学检查。当 β_2-MG 相关性淀粉样变部位有巨噬细胞聚集时，可引起关节炎及骨囊肿形成。此时常见临床表现为腕管综合征，患者经常会有手指麻痛的症状，尤其是在做内瘘的手症状更为严重，晚上睡觉时或透析治疗时，疼痛会加剧，甚至无法睡眠或进行透析治疗，严重影响生活质量。关节受累常是对称性的，主要是大关节受累。β_2-MG 相关性淀粉样变脊柱关节炎损害表现为椎间间隙狭窄，椎板囊肿形成而无明显骨质增生。病变发生在硬脊膜外及颈椎时可引起四肢感觉、运动异常和枕部神经痛。骨囊肿形成所致的病理性骨折多发生在股骨颈，其他可见于舟状骨及第一、第二颈椎关节部位。

内脏器官淀粉样物质沉积一般发生在透析 10 年以上的患者，多数病变较轻，比关节要晚数年出现，主要病变部位在血管壁，往往缺乏明显的临床表现，偶见肺动脉高压引起的心力衰竭、胃肠道出血、肠穿孔、慢性腹泻、巨舌及舌结节等。透析治疗超过 15 年，大多数会出现相关症状。

（三）β_2微球蛋白相关性淀粉样变的治疗与预防

针对 β_2-MG 相关性淀粉样变形成的有关危险因素采取措施，对减轻和缓解 β_2-MG 相关性淀粉样变的形成可能有一定作用。如预防和积极治疗各种感染（尤其是病毒感染），纠正代谢性酸中毒等。β_2-MG 相关性淀粉样变引起的关节疼痛多选用右旋丙氧芬治疗，非甾体抗炎药易致胃肠道出血，不宜使用。上述治疗无效者可用低剂量泼尼松 0.1 mg/（kg·d）。

长期 β_2-MG 的积累是 β_2-MG 相关性淀粉样变形成的必要因素，因此对于透析患者如何增加 β_2-MG 的清除是治疗和预防的关键，同其他尿毒症的中分子毒素一样，β_2-MG 的透析清除量与透析时间呈正相关，延长透析时间可清除更多 β_2-MG。在现有的常用透析方式中，首先要选用生物相容性好的透析膜，对于 β_2-MG 清除效果以血液透析滤过（HDF）最好，HDF 可减少 42% 透析患者的腕管综合征的发生。至于标准的血液透析，则无法清除血液中的 β_2-MG。另外，在各种血液透析方式治疗中，选择超纯透析液也至关重要，即使使用普通的透析器，也能显著降低腕管综合征的发生率。此项研究证实，细菌内毒素是影响 β_2-MG 产生的重要因素。同类研究还发现当使用超纯透析液后，类淀粉沉着的相关症状如腕管综合征，1996 年腕管综合征的发生率较 1988 年降低了 80%。腹膜透析无法清除 β_2-MG，除非存在残余肾功能。总的说来，以目前的透析治疗方式，并不能使患者血中的 β_2-MG 浓度降到正常。

腕管综合征能引起严重的不可逆性神经肌肉损害，应尽早行外科治疗。在等候移植的患者中应优先选择有 β_2-MG 相关性淀粉样变的患者行肾移植，成功的肾移植可迅速改善其关节表现，阻滞 β_2-MG 相关性淀粉样变的进展，从根本上解除 β_2-MG 相关性淀粉样变形成的原因。

三、继发性甲状旁腺功能亢进病变

继发性甲状旁腺功能亢进（2-HPT）病变是指继发于慢性肾功能衰竭和长期接受透析治疗所致的甲状旁腺功能亢进产生的一组综合征。临床可出现神经、消化、心血管和骨骼等各系统的病变。其中肾性骨病几乎累及每个终末期肾功能衰竭患者，严重影响长期透析患者的生活质量和存活率，一直是临床研究和防治的重点之一。

（一）发病机制

慢性肾功能衰竭和活性维生素 D_3 缺乏是 2-HPT 基本病因。研究证明，当患者肾功能由正常值下降至 25 mL/min 时，体内钙磷代谢失衡，出现低钙血症及高磷血症，刺激免疫反应性甲状旁腺激素（PTH）逐渐升高，促使溶骨释出钙以期平衡低钙血症。但由于肾功能的继续恶化，磷经肾排出进行性减少而持续堆积升高，同时钙也因维生素 D_3 无法经肾活化，而呈持续低钙血症。因此 PTH 持续上升，直到开始透析治疗时，多数患者已出现高 PTH，发生 2-HPT 及相关全身性病变。另外，肾脏是磷盐唯一的清除器官，尿毒症所致高磷血症本身可直接刺激甲状旁腺细胞增生及分泌，使其基因表达上调，因此血磷高较血钙低更能影响甲状旁腺功能亢进的发生。PTH 分泌升高的同时，也会直接刺激甲状旁腺细胞增生，并使得维生素 D_3 受体数目减少。血液透析治疗本身既不能完全消除上述病因，更不能使已发生的病变完全修复。

（二）临床症状

多数患者在 2-HPT 病变早期无临床表现，症状也常不典型，需靠定期检查才能早期发现早期治疗。相对较严重的并发症如纤维囊状骨炎等，在透析治疗不久即可发生。由于 PTH 升高，常导致细胞内的钙浓度升高，产生全身细胞器官功能不良。晚期常伴多系统多器官受累表现或病变症状：①关节炎。②骨痛。③肌肉病变、肌肉无力及肌腱自动断裂。④皮肤瘙痒。⑤转移性软组织钙化、血管钙化引起皮肤溃疡及坏死。⑥骨骼变形、成长迟缓及骨髓纤维化，导致贫血。⑦心脏病变，心脏前壁增厚，心肌细胞间质纤维化，心脏肥大，收缩无力。⑧失眠等中枢脑神经病变、周围神经病变、性功能异常等。⑨免疫功能下降，容易感冒及感染。⑩脂肪代谢异常，出现甘油三酯及低密度脂蛋白升高，高密度脂蛋白下降等。

值得注意的是钙磷乘积及血磷浓度是决定是否会有转移性软组织钙化的关键，软组织钙化如造成心脏血管钙化，会导致死亡率上升。Black 等报道血磷大于 6.5 mg/dL，则死亡率升高 27%。同样的，钙磷乘积大于 65 mg^2/dL^2，则死亡率升高 34%。事实上，透析患者尸检结果显示，高达 60% 的患者已有心脏血管钙化的现象。甚至钙磷乘积在 55 ~ 60 mg^2/dL^2 时，就可出现心血管钙化。最近的研究也证实钙磷乘积越高，心脏血管钙化的患者死亡率越高，因此，患者需维持钙磷乘积小于 55 mg^2/dL^2。

（三）治疗

美国肾脏科医学会1994年建议，维持血中PTH浓度在60～200 pg/mL。其治疗措施包括：①轻度到中度2-HPT。PTH浓度在200～600 pg/mL，可口服活性维生素D_3，每周3次，每次0.5～2.0 μg。注意睡前空腹口服活性维生素D_3，可以减少高血钙或高血磷发生。②中度到重度2-HPT。PTH浓度在600～1 200 pg/mL，可用注射活性维生素D_3，每周3次，每次2.0～4.0 μg。此时可使用活性维生素D_3脉冲式治疗每周2次或口服活性维生素D_3的同型物，以减少高血钙或高血磷发生。③重度到极重度2-HPT。PTH浓度在1200～1 800 pg/mL，可用注射活性维生素D_3，每周2～3次，每次4.0～6.0 μg。④极重度以上2-HPT。PTH浓度在1 800 pg/mL以上，可用注射活性维生素D_3，每周2～3次，每次6.0～8.0 μg。可考虑手术或甲状旁腺局部乙醇注射治疗。

在使用活性维生素D_3治疗时，要特别注意维持钙磷乘积仍须小于55 mg^2/dL^2，以预防组织血管钙化发生；如果超过65 mg^2/dL^2，则须暂时停药一周。直到其下降至55 mg^2/dL^2以下时，再继续用药。

手术及局部乙醇注射适应证：①PTH非常高或骨切片已经有纤维囊状骨炎变化。②排除铝中毒引起骨病变的可能。③符合下列任何一项，都可考虑手术治疗，有任何持续性高血钙、钙磷乘积大于70 mg^2/dL^2、严重皮肤瘙痒、骨折、骨变形或皮肤因血管钙化坏死。④局部甲状旁腺乙醇注射较手术的危险性低。虽然手术的方法差异很大，但是否成功主要决定于外科医生的技术，而非使用的方式。

甲状旁腺功能亢进的患者术后，因骨大量吸收钙质，经常会发生骨吸收饥饿综合征，出现严重低血钙（血钙<7.0 mg/dL）、抽搐、心律失常等。故常在术前5天，给予活性维生素D_3，每天口服0.5～1.0 μg或每次透析后注射1.5～2.0 g。手术后，持续使用到血钙恢复正常为止。同时也可以饭前或饭后1小时口服钙元素1～2 g。无论是手术还是局部乙醇注射法治疗，约有1/3的患者复发，故仍须做好钙磷的控制。

（四）预防

预防性地给予活性维生素D_3，维持PTH小于200 pg/mL，但应大于60 pg/mL。PTH水平有异常波动，则须追踪检查。

维持血磷小于5.5 mmol/L，但大于2.5 mmol/L。

钙磷乘积小于55 mg^2/dL^2。

限制高磷食物，使用新的磷树脂结合剂或铁、镁磷结合剂。

四、慢性炎症反应

透析患者的炎症反应，尤其是慢性炎症反应，最近几年来得到世界肾脏医学界的重视及研究。在此，就最近的医学研究进行简述。

（一）概述

目前，已得到公认的慢性炎症反应最常见的标志物是"CRP"，即C反应蛋白。CRP是炎症反应的直接产物，可能由细胞炎症因子白细胞介素-6（IL-6）直接刺激肝脏合成。研究发现，透析患者CRP的平均值较一般正常人高8～10倍。CRP及其他炎症反应物如纤维素原或脂蛋白，能加速患者血管硬化。最近医学研究发现，CRP 与透析患者生存质量及预后密切相关，因此 CRP 浓度可作为判断透析患者预后的指标之一。

（二）慢性炎症反应对透析患者的影响

血红蛋白、白蛋白及营养指标下降。随着 CRP 值的上升，透析患者的营养指标呈下降趋势，白蛋白、血红蛋白、血中肌酐浓度及蛋白质同化指标均有不同程度下降。伴随 CRP 值的上升，白细胞中的中性粒细胞数目会上升，但淋巴细胞数目会下降。中性粒细胞大于 4 500 /μL，死亡的相对危险率明显升高。淋巴细胞小于 1 750 /μL 及大于 2 000 /μL，死亡相对危险性也增加。

CRP 值的升高与重度血管硬化及冠状动脉疾病的高发相关。

（三）透析患者发生慢性炎症反应的可能原因

由患者本身的肾脏疾病进展及尿毒症毒素累积所引起。即使患者尚未开始透析治疗，随着肾功能的恶化，慢性炎症的指标包括细胞因子、CRP 值都会随之上升。

由透析治疗相关因素所引起。特别是血液透析治疗使用了含致热原、内毒素的不干净透析液，生物组织相容性差的透析器膜，腹膜透析使用含糖高的生物相容性不好的透析液等，都会引起炎症反应。

因长期使用中心静脉导管或人工血管进行血液透析治疗所引起。使用此类血管代用品，较一般血管透析的患者，有高达 3.0 倍的死亡相对危险性。事实上，这些血管代用品可能引起潜在的败血症及炎症反应，造成营养及蛋白质合成不足，以致死亡率上升。特别是无功能的人工血管残留物，更易引起潜在的感染及葡萄球菌败血症的发生。患者的白蛋白浓度常小于 3.5 g/dL，且 CRP 值往往大于 25 mg/L。曾有研究报告显示，如果将有潜伏感染的人工血管残留物去除，则患者的血红蛋白及白蛋白均明显上升，而 CRP 值及铁蛋白浓度明显下降。

氧化反应导致的氧化应激经常发生在透析患者身上。患者体内的晚期糖基化终末化产物（AGEs），晚期蛋白氧化产物（AOPPs）生成增加，刺激 IL-6 等炎症因子产生，IL-6 进一步使肝脏合成 CRP 增加。另外氧化应激也使 β_2-MG 变成类淀粉沉淀，使患者易患感染、贫血、营养不良、动脉硬化等并发症。事实上，氧化应激与炎症反应可能互为因果，共同作用而影响患者透析质量。

（四）治疗方法及预防

使用生物相容性好的透析器及超纯透析液，使用生物相容性好的腹膜透析液，都可以减少炎症反应发生，从而降低 CRP 值。

给予口服维生素 E 或维生素 E 附着的透析器，以中和氧化应激的毒害作用。有研究发现，每天服用维生素 E 500 mg 可以提升患者的血红蛋白，改善动脉硬化，并能减少心脑血管疾病的发生。维生素 E 可减少氧化产物的发生及 IL-6 的生成，因此口服维生素 E，可能是一种有效抑制炎症反应的方法。

给予 ACEI，以减少血管的收缩、降低 IL-6 浓度及增强一氧化氮（NO）的扩张血管的生物活性。患者使用 ACEI 要注意预防高钾血症。另外给予他汀类降脂药也有助于减轻炎症反应。

切除有潜伏感染的残留人工血管，尽量避免长期使用导管及人工血管透析治疗，都可以减少炎症反应发生，从而降低 CRP 值。

第六章　妇产科护理

第一节　月经失调患者的护理

一、功能失调性子宫出血

（一）概述

功能失调性子宫出血简称功血，是指由调节生殖的神经内分泌机制失常所引起的异常子宫出血，无全身及生殖器官的器质性病变。功血分为排卵性和无排卵性两类。

（二）病因及发病机制

1.无排卵性功血

多发生于青春期与绝经过渡期妇女。青春期下丘脑-垂体-卵巢轴间的调节功能尚未发育成熟，与卵巢间尚未建立稳定的协调关系，垂体分泌的促卵泡激素（FSH）相对不足，无正常月经周期中血促黄体生成素（LH）高峰形成，导致卵巢不能排卵；绝经过渡期妇女则因卵巢功能衰退，剩余卵泡对垂体促性腺激素反应低下，不能发育成熟而无排卵。

2.排卵性功血

较无排卵性功血少见，多发生于生育年龄妇女。常见有两种类型：黄体功能不足与子宫内膜不规则脱落。

黄体功能不足：月经周期中有卵泡发育及排卵，但黄体期孕激素分泌不足或黄体过早衰退，导致子宫内膜分泌反应不良。

子宫内膜不规则脱落：在月经周期中，有排卵，黄体发育良好，但萎缩过程延长导致子宫内膜不规则脱落。子宫内膜不规则脱落是由于下丘脑-垂体-卵巢轴调节功能紊乱引起黄体萎缩不全、内膜持续受孕激素影响，以致不能如期完整脱落。

（三）临床表现

1.无排卵性功血

最常见症状是不规则子宫出血，月经周期紊乱，经期长短不一，出血量时多时少，多停经数周或数月后大量出血，可持续 2～3 周甚至更长时间，不易自止，亦有表现为长时间少量出血，淋漓不断。失血者可出现贫血，一般无腹痛。根据异常子宫出血有以下特点。

月经过多：周期规则，经期大于 7 d 或经量多于 80 mL。

经量过多：周期规则，经期正常，但经量过多。

子宫不规则过多出血：周期不规则，经期延长，经量过多。

子宫不规则出血：周期不规则，经期可延长而经量不太多。

2.有排卵性功血

黄体功能不足，常表现为月经周期缩短，可有不孕或在孕早期流产。子宫内膜不规则脱落者表现为月经周期正常，但因子宫内膜不规则脱落，经期延长，常达 10 d，出血量多。

（四）辅助检查

1.妇科检查

生殖器官无器质性病变。

2.基础体温测定

是测定排卵简单易行的方法。排卵后体温上升 0.3 ~ 0.5℃。有排卵者的基础体温曲线呈双相型，无排卵者基础体温始终处于较低水平，呈单相型。如黄体期短，提示黄体功能不足。子宫内膜不规则脱落者基础体温呈双相型，但下降缓慢。

3.诊断性刮宫

诊断性刮宫简称诊刮，通过诊刮达到止血及明确子宫内膜病理诊断的目的。

4.超声检查

了解子宫大小、宫腔内有无赘生物、子宫内膜厚度等。

5.宫腔镜检查

可直视病变部位取活检以诊断宫腔病变。

6.宫颈黏液结晶检查

经前出现羊齿植物叶状结晶者提示无排卵。

7.阴道脱落细胞涂片检查

可了解有无排卵及雌激素水平。

8.激素测定

经前测定血清孕酮值，若在卵泡期水平为无排卵。

（五）治疗原则

无排卵性功血的青春期及生育期患者以止血、调整周期、促排卵为目的。绝经过渡期以止血、调整周期、减少经量、防止子宫内膜病变为主。排卵性功血应以恢复其黄体功能为治愈目标。对于急性大出血及有子宫内膜癌高危因素的患者采用刮宫术止血，刮宫术是立即有效的止血措施，而且刮出物送检可明确诊断以排除器质性疾病，尤其是妇科肿瘤。

（六）护理措施

1.一般护理

给予心理支持。指导卧床休息，保持充足的睡眠，防止体力消耗。

鼓励患者多食高蛋白、高维生素及含铁量高的食物。

做好局部清洁卫生，勤换会阴垫和内裤，大便后外阴应冲洗，或患者自己用 1 : 5 000 高锰酸钾液由外阴前方向肛门部清洗。

禁止用未经严格消毒的器械或手套进入阴道做检查或治疗操作。

禁止盆浴，可淋浴或擦浴，告诫患者禁止性生活。

按医嘱准确用药，在口服抗生素与激素类药物出现不良反应时，应及时与医生联系。

2. 大出血患者的护理

患者绝对卧床休息，取平卧位或仰卧位。

观察并记录患者的生命体征及意识状态，尤其要准确记录出入量。

做好给氧、输液及输血准备。

配合医生的止血措施，做好手术止血准备，如刮宫术。

严密观察与感染有关的症状体征，监测白细胞计数和分类。

协助生活护理，防止患者因体弱引起外伤。

3. 性激素治疗患者的护理

向患者说明激素治疗的原理和注意事项，指导其正确服药。

使用性激素治疗时，必须严格按照医嘱准时按量给药。

用大量雌激素口服治疗时，部分患者可能引起恶心、呕吐、头昏、乏力等副作用，故宜在睡前服用。长期用药者，需注意肝功能监测。

在使用促排卵药物治疗时，应嘱患者坚持测基础体温，以监测排卵情况。

二、闭经

（一）概述

闭经是妇科疾病的常见症状。根据既往有无月经来潮将闭经分为原发性闭经和继发性闭经两类。年龄超过 16 岁（有地域性差异）、第二性征已发育且无月经来潮者，或年龄超过 14 岁、第二性征尚未发育，且无月经来潮者称为原发性闭经；以往曾建立正常月经，但以后因某种病理性原因而月经停止 6 个月以上者，或按自身原来月经周期计算停经 3 个周期以上者称为继发性闭经。

（二）病因及发病机制

原发性闭经较少见，由于遗传或先天发育缺陷引起。继发性闭经与性腺轴及靶器官有关。以下丘脑闭经最常见。

1. 下丘脑性闭经

常见原因有精神、神经因素如过度紧张、忧虑、恐惧及环境改变等引起神经内分泌障碍导致闭经；严重营养不良或长期消耗性疾病；剧烈运动致机体肌肉与脂肪比例增加或总体脂肪减少，因为脂肪是合成类固醇激素的原料。另外运动加剧后体促性腺激素释放激素（GnRH）释放受到抑制可引起闭经。长期应用某些药物，抑制下丘脑分泌 GnRH 或使垂体分泌催乳素（PRL）增加，可出现闭经和异常乳汁分泌。一般在停经后 3 ~ 6 个月，月经自然恢复。

2. 垂体性闭经

主要病变在垂体。由于垂体促性腺激素分泌失调或垂体器质性病变，影响了卵巢功能而导致闭经。常见的原因有垂体肿瘤、希恩综合征、原发性垂体促性腺功能低下等。

3. 卵巢性闭经

闭经的原因在卵巢。由于卵巢分泌激素水平低下，不能引起子宫内膜的周期性变化而致。常见的原因有先天性卵巢发育不全或缺如、卵巢功能早衰、卵巢功能性肿瘤或多囊卵巢综合征。

4. 子宫性闭经

月经的调节功能正常，第二性征发育也往往正常，但子宫内膜对卵巢激素不能产生正常的反应，从而引起闭经。常见原因有子宫发育不全或因刮宫过度造成子宫内膜损伤或粘连、子宫内膜炎、宫腔放射性治疗等。

5. 其他内分泌功能异常

肾上腺、甲状腺、胰腺等功能异常也可引起闭经。

（三）辅助检查

1. 子宫功能检查

包括诊刮、子宫输卵管碘油造影、子宫镜检查及药物撤退试验（包括孕激素试验和雌激素试验）。

2. 卵巢功能检查

包括基础体温测定、阴道脱落细胞检查、宫颈黏液结晶检查、血类固醇激素测定、B超监测及卵巢兴奋试验。

3. 垂体功能检查

包括血 PRL、FSH、LH 放射免疫测定，垂体兴奋试验，影像学检查，甲状腺功能及肾上腺功能等检查。

（四）治疗原则

1. 全身治疗

首先要排除精神和环境因素的影响，改善全身健康情况及心理状态。

2. 积极治疗

积极治疗诱发闭经的原发疾病。

3. 激素治疗

达到补充激素不足及拮抗激素过多的目的。

4. 手术治疗

适用于生殖器畸形、粘连、垂体及生殖器官肿瘤。

（五）护理措施

向患者讲述发生闭经的原因，耐心向患者讲清病情、治疗经过等，减轻患者的思想压力。

解释必须按时、按规定接受有关检查的意义，取得其配合以便得到准确的检查结果和满意的治疗效果。

指导合理用药，应将药物的作用、剂量、具体用药方法、时间、不良反应等详细讲清，并确认患者完全正确掌握为止。

三、经前期综合征

经前期综合征是指妇女在月经来潮前出现的一系列异常现象，如头痛、乳房胀痛、失眠、情绪不稳定、抑郁、焦虑、全身水肿等。严重时影响正常的生活和社会活动。

（一）护理评估

1. 健康史

经前期综合征常发生于 30 ~ 40 岁的妇女，年轻女性很少出现。症状在排卵后即开始，月经来潮前几天达高峰，经血出现后消失。

2. 身心状况

主要表现为紧张、烦躁易怒、抑郁、焦虑、失眠、注意力不集中、疲乏无力、头痛等。有些妇女出现手足及面部水肿、乳房胀痛，少数妇女因肠黏膜水肿而出现腹泻现象。

3. 辅助检查

盆腔检查及实验室检查均正常。

（二）护理诊断

1. 焦虑

焦虑与一系列精神症状及不被人理解有关。

2. 体液过多

体液过多与水钠潴留有关。

（三）护理目标

让患者正确认识经前期综合征，以减轻症状。

（四）护理措施

进行关于经前期综合征的有关知识的教育和指导，避免经前过度紧张，注意休息和充足的睡眠。

帮助患者适当控制食盐和水的摄入。

遵医嘱给患者服用适当的镇静剂如地西津，也可服用谷维素来控制神经和精神症状，还可服用适当的利尿剂减轻水肿，以改善头痛等不适。

遵医嘱用孕激素或雄激素拮抗雌激素与醛固酮的作用。

（五）护理评价

患者能够了解经前期综合征的相关知识。

患者症状减轻，自我控制能力增强。

四、痛经

凡在行经前、后或经期出现下腹疼痛、坠胀、腰酸或其他不适影响生活和工作者，称为痛经。可分为原发性和继发性两种，前者指生殖器官无器质性病变的痛经，而后者通常与盆腔疾病有关，例如子宫内膜异位症、慢性盆腔炎症、子宫肌瘤等。此处只叙述原发性痛经。

（一）护理评估

1. 健康史

原发性痛经一般在月经初潮后 1 ~ 3 年发生。通常发生于月经来潮前 2 ~ 3 d，并持续 12 ~ 72 h，月经来后 24 h 内最痛。其疼痛是阵发性下腹绞痛并扩及下背部及大腿，常需药物才能缓解，腹痛有时还伴有恶心、腹泻、头痛、头晕、低血压、面色苍白及出冷汗等症状。月经周期与经血量正常。

2. 身心状况

一般妇女对经期不适都能耐受，但对此不适的反应因人而异。有的患者对疼痛反应强烈，可造成经期精神不振，思想不集中，甚至影响正常的学习和工作。

3. 辅助检查

妇科检查及实验室检查均无异常。

（二）护理诊断

1. 疼痛

疼痛与月经期子宫过度收缩、子宫肌组织缺血缺氧导致疼痛有关。

2. 恐惧

恐惧与长期较严重的痛经及伴随症状有关。

（三）护理目标

患者能陈述发生痛经的原因，并能识别加重症状的诱因。

患者能列举缓解痛经症状的应对措施。

（四）护理措施

为患者提供心理支持，给予安慰与理解。

症状严重者按医嘱给予镇痛药、镇静剂。如经期经常服用镇痛药，需观察药物依赖症状的出现，并提供给医生。

避孕药物治疗适用于要求避孕的痛经妇女。

腹部热敷和饮用热的饮料有助于缓解疼痛。

健康教育：向患者介绍有关月经的生理卫生知识；进行经期保健的教育，注意经期清洁卫生，经期避免性生活等；提醒患者注意合理休息与充足睡眠，鼓励摄取足够的营养。

（五）护理评价

患者能说出发生痛经的原因，并列举适合个人的应对措施。

患者的痛经症状缓解。

五、更年期综合征

更年期为妇女卵巢功能逐渐衰退至完全消失的一个过渡时期，通常发生在 45 ～ 52 岁，此为一个生理过程，部分妇女在此期间可出现一系列性激素减少所引起的症状，称为更年期综合征。在更年期阶段月经停止来潮，称绝经。除自然绝经外，两侧卵巢手术切除或受放射线毁坏可导致人工绝经，继而也可出现更年期综合征。

（一）护理评估

1. 健康史

询问患者的年龄、月经史、既往手术史或接受放射治疗史，有无月经紊乱及血管舒缩功能异常所致的症状。

2. 身心状况

症状及体征：月经周期紊乱或闭经是其主要症状之一，早期因血管舒缩功能不稳定而出现阵发性潮热、出汗等。晚期则出现生殖器官逐渐萎缩、阴道黏膜变薄、分泌物减少、性功能减退、盆底松弛、皮肤干燥伴瘙痒、尿道括约肌松弛、糖耐量降低等症状。

心理、社会因素：更年期妇女常因一系列自主神经功能紊乱的症状而影响日常生活、工作，造成很大的压力而出现烦躁、失眠、倦怠、情绪不稳定等，反过来加重了更年期综合征的临床症状，使患者异常痛苦，亟待获得帮助。

3. 辅助检查

1）妇科检查

阴道壁早期呈充血性改变，发红；晚期血管减少，上皮变得光滑、苍白。阴道壁弹性差，抗菌力弱，易发生老年性阴道炎症状。宫颈萎缩，分泌物减少。子宫、输卵管及卵巢可出现萎缩。

2）实验室检查

三大常规检查一般无特殊表现。根据更年期的体征可做某些特殊检查，如 X 线可了解有无骨质疏松；心电图、心脏 B 超检查可了解心血管疾病；血尿常规可测定雌激素水平等。

（二）护理诊断

自主神经功能紊乱与所经历的更年期的生理过程有关。

焦虑与不理想的治疗效果、缺乏更年期保健知识有关。

（三）护理目标

患者能讨论伴随月经变化所出现的不适。

患者能识别焦虑的起因，寻找信息摆脱现有的处境。

（四）护理措施

1. 提供健康教育

通过与患者交谈建立相互信赖的护患关系，使患者充分宣泄自己的情绪。然后给予针对性指导和健康教育，让患者了解更年期是一个正常的生理阶段，对健康没有影响，经历一段时间通过神经内分泌的自我调节达到新的平衡时，症状就会消失，以解除患者不必要的顾虑。指导患者科学地安排时间，参加力所能及的体力劳动，保持良好的生活习惯，坚持适度的体质锻炼，均有助于分散注意力，缓解不适。

2. 补充营养

更年期妇女易出现骨质疏松症，因此，要鼓励其坚持户外活动，多晒阳光，注意补充足够的蛋白质，以减慢骨的丢失，多吃富含钙食物，必要时补充钙剂，有助于防止骨钙的丢失，并可预防自主神经功能紊乱的症状。

3. 指导正确用药

让患者了解用药的目的、药物的剂量、用法及可能出现的副作用，并定期随访。

（五）护理评价

患者能列举更年期综合征症状出现的原因及应对措施。

患者能陈述正确的用药方法及注意事项，并保持情绪稳定，精神愉快。

第二节 女性生殖系统炎性反应护理

一、外阴部炎性反应

（一）外阴炎

1. 概述

外阴炎主要指外阴部皮肤与黏膜的炎性反应。

2. 临床表现

1）症状

外阴皮肤黏膜瘙痒、疼痛、灼热，性交及排尿、排便时加重。

2）体征

局部充血、肿胀、糜烂，有抓痕，局部红肿、湿疹，偶见溃疡，皮肤黏膜粗糙增厚、破裂或呈棕色改变。

3. 治疗原则

去除病因及物理刺激，积极治疗阴道炎、尿瘘、粪瘘、糖尿病。注意个人卫生，保持外阴清洁、干燥。局部可用 1：5 000 高锰酸钾溶液坐浴，水温 40 ℃左右，每日 2 次，每次 15 ~ 30 min，如有破溃可涂抗生素软膏，急性期可用物理治疗。

4. 护理

对高危人群如糖尿病、尿瘘、粪瘘患者加强指导和健康教育。

保持外阴清洁、干燥，尤其在经期、孕期、产褥期，每天清洗外阴，清洗时勿用刺激性肥皂。

对妇女进行外阴清洁及疾病预防知识的教育，不穿化纤内裤和紧身衣，着棉质内衣裤，每天更换内裤。

指导患者及时就医，以便寻找病因，积极治疗原发病。

局部坐浴时注意溶液浓度、温度及坐浴时间，月经期禁坐。老年患者注意水温，防止烫伤。

嘱患者不要搔抓局部皮肤，避免破溃或合并细菌感染。

（二）前庭大腺炎

1. 概述

前庭大腺炎是病原体侵入前庭大腺引起的炎性反应，包括前庭大腺脓肿和前庭大腺囊肿。多见于育龄妇女。

2. 病因

主要病原体为葡萄球菌、链球菌、大肠埃希菌、肠球菌等，随着性传播疾病发病率的增加，淋病奈瑟球菌及沙眼衣原体已成为常见病原体。在性交、流产、分娩或其他情况污染外阴部时，病原体侵入引起炎性反应。急性炎性反应发作时，病原体先侵犯腺管，腺管口因炎性反应肿胀阻塞，渗出物不能外流，积存而形成脓肿。当急性炎性反应消退后，腺管口粘连闭塞，分泌物不能排出，脓液逐渐转为清液而形成前庭大腺囊肿。

3. 临床表现

前庭大腺炎多发生于一侧。

1）症状

急性期，大阴唇下 1/3 处疼痛、肿胀，严重时走路受限。

2）体征

检查局部可见皮肤红肿、发热、压痛明显，可伴发热，偶见腹股沟淋巴肿大。当脓肿形成时触之有波动感，脓肿可自行破溃，引流良好者炎性反应消退而自愈；如引流不畅，炎性反应可持续不退或反复发作。

4. 治疗原则

取前庭大腺开口处分泌物做细菌培养，依据细菌培养结果使用抗生素。脓肿形成时行切开引流及造口术，形成前庭大腺囊肿较大时行造口术。

5. 护理

急性期卧床休息。

注意外阴清洁卫生，月经期、产褥期禁止性交，月经期使用消毒卫生巾预防感染。

切开引流术和造口术后要引流，每日换药 1 次；用氯己定棉球擦洗外阴，每日 2 次；伤口愈合后可用 1：8 000 呋喃西林溶液坐浴，每日 2 次。

观察伤口有无红肿，观察引流物性质。

二、阴道炎性反应

（一）滴虫阴道炎

1. 概述

滴虫阴道炎由阴道毛滴虫感染引起。可经性交直接传播，还可经游泳池、浴盆、衣物等间接传播。通过污染的器械及敷料造成医源性感染。此病常于月经后复发，故治疗中一定要达到治愈标准且夫妇同时治疗。

2. 病因及发病机制

滴虫适宜生长的温度为 25 ~ 40℃，在 pH 值为 5.2 ~ 6.6 的潮湿环境中温度为 3 ~ 5℃能生存 21 d，在 46℃存活 20 ~ 60 min。月经前后，阴道 pH 值发生变化，经后接近中性，隐藏在腺体及阴道皱襞中的滴虫在月经前后得以繁殖，造成滴虫阴道炎。滴虫还可寄生于尿道、尿道旁腺、膀胱、肾盂，以及男性包皮褶、尿道、前列腺等处。

3. 临床表现

1）症状

滴虫阴道炎的典型症状是阴道分泌物增加伴瘙痒，分泌物典型特点为稀薄泡沫状，如有其他细菌混合感染，白带可呈黄绿色、血性、脓性且有臭味，如有尿道口感染可有尿频、尿痛甚至血尿。阴道毛滴虫能吞噬精子并能阻碍乳酸生成，影响精子在阴道内生存造成不孕。

2）体征

检查时可见阴道黏膜充血，严重时有散在的出血点。

4. 辅助检查

1）生理盐水悬滴法

具体方法：在玻片上加 1 滴温生理盐水，自阴道侧壁取少许典型分泌物混于生理盐水中，用低倍光镜检查，如有滴虫可见其呈波动运动而移动位置，敏感性为 60% ～ 70%。

2）培养法

培养法适用于症状典型而悬滴法未见滴虫者，可用培养基培养，其准确率可达 98%。

5. 治疗原则

1）局部治疗

先用 0.5% 醋酸或 1% 乳酸或 1 ∶ 5 000 高锰酸钾溶液阴道灌洗，然后阴道用药如甲硝唑等置阴道穹窿部。

2）全身治疗

每次口服甲硝唑 400 mg，每日 3 次连续服用 7 d。偶有胃肠道不良反应，妊娠期、哺乳期妇女慎用。

6. 护理

做好卫生宣传，积极开展普查普治。消灭传染源，禁止滴虫阴道炎患者、带虫者进入游泳池，浴盆、浴巾要消毒。医疗单位做好消毒隔离，以免交叉感染。

指导患者自我护理，保持外阴清洁、干燥，避免搔抓外阴以免皮肤破损，每天更换内裤，清洗外阴，患者用物应煮沸消毒 5 ～ 10 min 以消灭病原体，保证治疗效果。避免交叉感染。

指导患者用药的方法，口服甲硝唑有食欲缺乏、恶心、呕吐、头痛、皮疹、白细胞减少等不良反应，一旦发现应停药。阴道灌洗要注意温度、浓度、方法。

性伴侣同治期间禁止性生活。

甲硝唑可通过乳汁排泄，哺乳期妇女在用药后 24 h 内不宜哺乳。

取分泌物检查前 24 ～ 28 h 避免性交及阴道灌洗、阴道上药。

嘱患者坚持治疗及随访，直至症状消失。

（二）老年性阴道炎

1. 概述

老年性阴道炎常见于妇女绝经后，因卵巢功能减退，雌激素水平降低，阴道壁萎缩，黏膜变薄，致局部抵抗力下降，病菌易入侵并繁殖引起炎性反应。

2. 病因及发病机制

妇女绝经后、手术切除双侧卵巢或盆腔放射治疗后，雌激素水平降低，阴道上皮萎缩，黏膜变薄，上皮细胞糖原减少，阴道内 pH 值增高，阴道自净作用减弱，致使病菌易入侵并繁殖，引起炎性反应。

3. 临床表现

1）症状

白带增多，分泌物稀薄，呈淡黄色，伴严重感染时白带可呈脓性，有臭味。黏膜有浅表溃疡时，分泌物可为血性，有的患者可有点滴出血，可伴外阴瘙痒、灼热、尿频、尿痛、尿失禁症状。

2）体征

阴道检查可见阴道皱襞消失，上皮菲薄，黏膜出血，表面可有散在小出血点或片状出血点，严重时可形成表浅溃疡。阴道弹性消失、狭窄，慢性炎性反应、溃疡还可引起阴道粘连，导致阴道闭锁。若炎性反应分泌物引流不畅可形成阴道积脓甚至宫腔积脓。

4. 治疗原则

增加阴道内酸度抑制细菌生长。用 0.5% 醋酸或 1% 乳酸阴道灌洗，每日 1 次。灌洗后局部应用抗生素。

增加阴道抵抗力。全身用药可口服尼尔雌醇或小剂量雌激素。局部用药可阴道涂抹雌激素软膏。乳腺癌和子宫内膜癌患者慎用雌激素制剂。

5. 护理

对围绝经期、老年妇女进行健康教育，使其掌握老年性阴道炎的预防措施和技巧。

指导患者或家属阴道灌洗及上药方法，注意操作前先洗净双手、消毒器具。局部治疗时药物应置于阴道深部。

保持外阴清洁，勤换内裤。穿棉质内裤，减少刺激。

对卵巢切除、放疗患者给予雌激素替代治疗指导，并进行相关知识指导。

三、宫颈炎性反应

（一）概述

宫颈炎可分为急性宫颈炎和慢性宫颈炎。临床上以慢性宫颈炎多见。

1. 病因

慢性宫颈炎多由急性宫颈炎转变而来，多见于分娩、流产或手术损伤宫颈后，病原体侵入而引起感染。也有的患者无急性宫颈炎性反应，直接发生慢性宫颈炎。卫生不良、雌激素缺乏、局部抗感染能力差也易引起慢性宫颈炎。

2. 病理

1）宫颈糜烂

宫颈糜烂是慢性宫颈炎最常见的一种病理改变。宫颈外口处的宫颈阴道部外观呈细颗粒状的红色区。糜烂面与正常宫颈上皮界线清楚。

宫颈糜烂根据糜烂深浅程度分 3 型：单纯型糜烂；颗粒型糜烂；乳突型糜烂。根据糜烂面的面积大小将宫颈糜烂分为 3 度：糜烂面积小于宫颈面积的 1/3 为轻度糜烂；糜烂面积占宫颈面积的 1/3 ~ 2/3 为中度糜烂；糜烂面积大于宫颈面积的 2/3 为重度糜烂。描写宫颈糜烂时应同时表明糜烂面积和深度，如中度糜烂、颗粒型。

2）宫颈肥大

由于慢性炎性反应的长期刺激，宫颈组织充血、水肿、腺体及间质增生，使宫颈肥大，但表面光滑，因结缔组织增生而使宫颈硬度增加。

3）宫颈息肉

慢性炎性反应长期刺激使宫颈局部黏膜增生，逐渐自基底层向宫颈外口突出而形成息肉，色红质脆易出血。由于炎性反应存在，息肉去除后常有复发。

4）宫颈腺囊肿

在宫颈糜烂愈合的过程中，新生的鳞状上皮覆盖宫颈腺管口或伸入腺管，将腺管口阻塞。腺管周围的结缔组织增生或瘢痕形成，压迫腺管，使腺管变窄甚至堵塞，腺体分泌物引流受阻，潴留而形成囊肿。

5）宫颈黏膜炎

也称宫颈管炎，病变局限于宫颈管内的黏膜及黏膜下组织，宫颈管黏膜增生向外口突出，宫颈口充血、红、肿，炎性反应细胞浸润和结缔组织增生致宫颈肥大。

（二）临床表现

症状：主要症状为阴道分泌物增多。多数呈乳白色黏液状，也可为淡黄色脓性，如有宫颈息肉时为血性分泌物或性交后出血。患者可有腰骶部疼痛、下坠感。

体征检查：可见宫颈有不同程度的糜烂、囊肿、肥大或息肉。

（三）治疗原则

以局部治疗为主，在治疗前需常规做宫颈刮片甚至活组织检查，排除早期宫颈癌。

物理治疗是宫颈糜烂最常用的有效治疗方法。物理治疗的原理是将宫颈糜烂面单层柱状上皮破坏，使之坏死脱落后由新生的鳞状上皮覆盖。治疗方法有激光、冷冻、微波疗法等。治疗时机是月经干净后 3 ～ 7 d。

药物疗法适宜于宫颈糜烂面小、炎性反应浸润较浅者。

（四）护理

分娩及手术时应减少宫颈裂伤，发现裂伤及时缝合。

向患者传授防病知识，注意个人卫生，每天更换内裤，清洗外阴，定期妇科检查。

物理治疗后分泌物增多，甚至有大量水样排液，在术后 1 ～ 2 周脱痂时可有少量出血。嘱患者保持外阴清洁，每日清洗外阴 2 次，2 个月内禁止性生活、盆浴及阴道冲洗。2 次月经干净后复查，一般可痊愈，效果欠佳者可进行第二次治疗。

宫颈息肉手术摘除术后做病理检查，宫颈管炎患者阴道冲洗后将栓剂置于宫颈管内保证疗效。

急性期患者不宜做物理治疗。

四、盆腔炎性反应

（一）急性盆腔炎

1.临床表现

1）症状

患者常见症状为起病时下腹疼痛，呈持续性，活动后加重，发热，阴道分泌物增多。腹膜炎时可出现恶心、呕吐、腹胀、腹泻。

月经期发病可使经量增多、经期延长。

膀胱刺激征如尿痛、尿频、排尿困难；直肠刺激征如腹泻、里急后重、排便困难。腹膜刺激征如压痛、反跳痛、肌紧张。

2）体征

典型体征：呈急性病容，体温升高，下腹部压痛、反跳痛、肌紧张。

妇科检查：阴道黏膜充血，脓性分泌物自宫颈口外流。阴道穹窿明显触痛、饱满，宫颈充血，宫颈举痛，宫体略大、压痛、活动受限，输卵管增粗并有压痛。如为输卵管卵巢囊肿可触及包块，宫旁结缔组织炎时可扪及宫旁一侧或两侧有片状增厚，可触及阴道后穹窿或侧穹窿肿块且有波动感。

2. 治疗原则

支持疗法：卧床休息，输液纠正电解质紊乱及维持酸碱平衡，高热时给予物理降温。尽量避免不必要的妇科检查以免炎性反应扩散。

抗生素治疗：是急性盆腔炎主要的治疗手段。根据细菌培养和药敏试验选择细菌敏感抗生素。抗生素应用要求达到足量，联合用药，注意毒性反应。

手术治疗：对药物治疗无效、患者中毒症状加重者可手术治疗。

中药治疗以活血化瘀、清热解毒为主。

3. 护理

体温过高应给予物理降温。每4 h测体温、脉搏、呼吸，观察病情变化。

卧床休息，半卧位，使盆腔位置相对较低有利于脓液积聚于直肠子宫凹陷而使炎性反应吸收或局限。给予高热量、高蛋白、高维生素的流质、半流质饮食。

给予床边隔离。

遵医嘱准确给予抗生素治疗并注意过敏反应。

腹胀时可胃肠减压，并观察恶心、呕吐及腹胀的情况。

手术治疗应做好术前准备。

给予心理支持。

观察病情，发现腹痛加剧、寒战、高热、恶心、呕吐、腹部拒按考虑有脓肿破裂，应通知医生。

健康教育。

（二）慢性盆腔炎

1. 概述

慢性盆腔炎常因急性盆腔炎治疗不彻底、不及时或患者体质较弱、病程迁延而致。慢性盆腔炎病程长，症状可在月经期加重，机体抵抗力下降时反复发作，严重影响妇女健康。

2. 临床表现

1）症状

全身症状：多不明显，有时可有低热，全身不适，易疲劳。

慢性盆腔痛：下腹坠痛、腰痛、肛门坠胀、月经期或性交后症状加重，也可有月经失调、痛经或经期延长。

不孕及异位妊娠。

2）体征

妇科检查：子宫常后位，活动受限，粘连固定，输卵管炎可在子宫一侧或两侧触到增厚的输卵管呈条索状，输卵管卵巢积水或囊肿可摸到囊性肿物。

3. 治疗原则

中药治疗：以清热利湿、活血化瘀为主，也可用中药灌肠。

物理疗法：可以促进盆腔局部血液循环，改善组织的营养状况，提高新陈代谢以利于炎性反应的吸收和消退。常用方法有短波、超短波、离子透入、蜡疗等。

其他药物治疗：在应用抗生素的同时使用糜蛋白酶或透明质酸酶，以利于盆腔粘连和炎性反应的吸收，提高疗效。

一般治疗：加强锻炼，增加营养，提高机体抵抗力。

4. 护理

注意个人卫生尤其是经期卫生，节制性生活，防止反复感染，加重病情。

指导患者安排好日常生活，避免过度疲劳，鼓励患者坚持参加适当的体育锻炼如慢跑、散步、跳绳、踢毽、打太极拳、各种球类等，增强体质和免疫力。

向患者讲授疾病发生、发展过程，治疗措施，增强患者的参与意识。

药物治疗要交代清楚用药的剂量、方法及注意事项，抗生素不宜长期使用，使用地塞米松停药时应逐渐减少剂量。

腹痛、腰痛时注意休息，防止受凉，必要时可遵医嘱给予镇静镇痛药以缓解症状。

倾听患者诉说思想顾虑并解答疑问，增强患者战胜疾病的信心。

需要手术者应做好术前准备和术后护理。

第三节　妇科手术患者的护理

一、子宫肌瘤

（一）概述

子宫肌瘤是由子宫平滑肌组织增生而形成的女性生殖系统中最常见的良性肿瘤，多见于育龄妇女。

1. 病因

目前尚未找到子宫肌瘤的确切病因。临床资料表明，其好发于育龄妇女，多数发生于30～50岁（占70%～80%），尤多见于不孕症者。肌瘤在生育年龄期间可继续生长和发展，至绝经期停止生长，随后萎缩，提示子宫肌瘤的发生和生长可能与雌激素有关。

2. 病理

1）大体检查

子宫肌瘤为球形实质性肿瘤，多发或单个，大小不一，表面光滑，表面有一层由子宫肌层受肌瘤压迫而形成的假包膜。一般肌瘤含纤维组织多，呈白色，质较硬，若肌瘤含平滑肌较多，则色略红，质较软。当肿瘤生长快、血运不足，发生缺血，造成一系列变性，可引起急性或慢性退行性变，常见变性有玻璃样变、囊性变、红色变、肉瘤变及钙化。

2）显微镜检

可见肌瘤由编织状排列的平滑肌纤维相互交叉组成，其间有不等量纤维组织。瘤细胞大小均匀，核染色较深。

3.分类

按肌瘤所在部位可分为宫体肌瘤（占92%）和宫颈肌瘤（占8%）。

按肌瘤与子宫肌层的位置关系分为三类：①肌壁间肌瘤。②浆膜下肌瘤。③黏膜下肌瘤。

（二）临床表现

月经改变：较大的肌壁间肌瘤使宫腔变大，子宫黏膜面积随之变大，子宫收缩不良或子宫黏膜增生过长等使月经周期缩短、经期延长、经量增多、不规则阴道流血等。

腹部肿块：患者常因偶然发现腹部有块状物而就诊，尤其于清晨膀胱充盈将子宫推向上方，肿物更为明显易扪及。

白带增多：患者常有白带增多。

腹痛、腰酸、下腹坠胀：肌瘤常引起腰酸、腰痛、下腹坠胀，且经期加重。当浆膜下肌瘤发生蒂扭转时出现急性腹痛。肌瘤红色变性时，腹痛剧烈且伴发热。

压迫症状：较大的肌瘤可压迫邻近器官引起相应症状，如尿频、排尿障碍、尿潴留等。

不孕：肌瘤压迫输卵管或使宫腔变形，可妨碍受精卵着床而致不孕。

继发性贫血：长期月经过多可引起继发性贫血，严重者出现贫血面容、全身乏力、心慌气急等症状。

体征：其体征与肌瘤的大小、位置、数目及有无变性有关。肌瘤较大者在腹部可扪及。妇科检查时，肌壁间肌瘤者常可触及增大的子宫，表面不规则、呈结节状。浆膜下肌瘤者可扪及有蒂与子宫相连的质地较硬的球状物。黏膜下肌瘤的子宫多均匀增大，有时可在宫颈口或阴道内见到红色、表面光滑的肌瘤。肌瘤发生感染时有渗出，表层有炎性物覆盖或溃疡形成。

（三）辅助检查

B超检查、子宫镜、腹腔镜。

（四）治疗原则

1.保守治疗

随访观察：肌瘤小且无症状者，尤其是接近围绝经期的患者，一般不需治疗，但要每3~6个月随访1次。

药物治疗：诊断明确的肌瘤，小于2个月妊娠子宫大小，症状不明显或较轻，尤其是近绝经年龄或全身情况不能手术的患者，可考虑药物对症治疗。第一，雄激素治疗；第二，黄体生成激素释放激素类似物（LHRH-α）治疗，治疗的副作用为围绝经期综合征症状，LHRH-α长期使用还可导致骨质疏松。

2. 手术治疗

肌瘤切除术：适用于 35 岁以下希望保留生育功能的患者。

子宫切除术：适用于肌瘤较大，症状明显，治疗效果不佳，无生育要求者。对年龄在 50 岁以下卵巢外观正常者，可考虑保留卵巢。

（五）护理措施

1. 心理护理

告诉患者子宫肌瘤一般为良性，然后根据患者肌瘤的大小及症状，协助患者选择治疗方法。

2. 营养

鼓励患者摄入高蛋白、高维生素和含铁量丰富的食物。消化不良者应少食多餐并适当活动促进消化。患者应忌烟酒，忌食辛辣食物。

3. 阴道出血

严密观察生命体征、面色、脉搏。保留会阴垫以准确估计阴道流血量和性质。大出血时，应及时与医生联系，及时处理。

4. 用药护理

口服铁剂：宜饭后服用。避免同时饮用牛奶、茶等饮料，剂量由小逐渐增加。嘱患者按时服药，勿擅自停药。口服液体铁剂时应使用吸管，避免牙齿染黑。在服药期间，大便颜色变黑系铁剂所致，无须紧张。口服铁剂 3 周后，若血红蛋白无明显增加，应通知医生，查找原因。

注射铁剂：肌内注射应剂量准确，深部注射，并更换注射部位。静脉注射铁剂应密切观察药物反应。

5. 腹部肿块

注意观察肿块大小和症状。浆膜下子宫肌瘤蒂扭转可出现急性腹痛，应立即住院观察处理。

6. 出院指导

出院后，应加强营养，劳逸结合，月经期间应多休息，指导患者坚持治疗，讲清楚药物的作用、给药途径、用药时间和剂量、药物不良反应的表现和处理方法，嘱患者按预定随访时间接受医疗检查和指导。全子宫切除的患者术后可有少量暗红色阴道流血，血量逐渐减少，若术后 7～8 d 出现阴道流血，多为阴道残端肠线吸收所致，出血较多者可以吸收性明胶海绵压迫止血或缝合残端。术后 1 个月应到医院随访。

二、子宫内膜癌

（一）概述

子宫内膜癌发生于子宫内膜层，以腺癌为主，又称为子宫体癌，为女性生殖道常见的三大恶性肿瘤之一，多见于老年妇女。

1. 病因

大量临床研究提示，未婚、少育、未育或家族中有癌症史的妇女，肥胖、高血压、绝经延迟、糖尿病及其他心血管疾病患者患子宫内膜癌的风险升高。

2. 病理

1）大体检查

根据病变形态和范围可分为两种。

弥漫型：子宫内膜大部分或全部被癌组织侵犯，癌组织呈不规则菜花样向宫腔内突出。

局限型：癌灶局限于宫腔的一小部分，多见于子宫底部或子宫角部，后壁比前壁多见，呈息肉或小菜花状。

2）显微镜检查

腺癌：占80%～90%，镜下见内膜腺体异常增生，大小不一，排列紊乱，癌细胞异型明显，核大呈多形改变，深染，核分裂象多。

腺癌伴鳞状上皮分化：腺癌中有鳞状上皮成分，良性者为腺角化癌，恶性者为鳞腺癌，介于两者之间为腺癌伴鳞状上皮不典型增生。

透明细胞癌：癌细胞呈实质性片状、腺管状或乳头状排列，或由透明的鞋钉状细胞组成，恶性程度较高，易早期转移。

浆液性腺癌：可见复杂的乳头样结构、裂隙样腺体，有明显的细胞复层和芽状结构形成和核异型性，细胞极性消失，恶性程度很高。

（二）临床表现

1. 阴道流血

表现为不规则阴道流血。绝经后出现阴道流血为典型症状。

2. 阴道排液

少数患者诉阴道排液增多，早期为浆液性或浆液血性白带，晚期合并感染时，可见脓性或脓血性排液，并有恶臭。

3. 疼痛晚期

癌细胞浸润周围组织，压迫神经引起下腹部和腰骶部疼痛，并向下肢及足部放射。癌细胞堵塞宫颈管引起宫腔积脓时，出现下腹部胀痛和痉挛性疼痛。

4. 全身症状

晚期出现恶病质表现。

5. 体征

早期无明显异常。随病情发展，子宫逐渐增大，质稍软。晚期偶见癌组织自宫颈口脱出，质脆，触之易出血。合并宫腔积脓时，子宫明显增大，质极软。晚期癌细胞浸润周围组织时，子宫固定，可在宫旁或盆腔内扪及不规则结节状肿物。

（三）辅助检查

刮宫：是早期诊断子宫内膜癌最常用、最可靠的方法。

其他诊断：细胞学检查、B超检查、子宫镜检查及磁共振成像（MRI）、计算机体层摄影（CT）、淋巴造影检查均有助于确诊。

（四）治疗原则

根据子宫大小、肌层是否被癌细胞浸润、癌细胞分化及转移等情况决定治疗方案。

1. 手术治疗

手术治疗为首选方案，尤其对早期患者。根据病情选择子宫次根治术及双侧附件切除术，或广泛子宫切除术及双侧盆腔淋巴结清扫与主动脉旁淋巴结清扫术。

2. 手术 + 放射治疗

用于已有转移或可疑转移者，在手术前后加放射治疗，以提高手术效果。

3. 放射治疗

适用于年老、体弱不能耐受手术或癌症晚期不能手术者。

4. 药物治疗

孕激素：适用于癌症晚期或癌肿复发的患者、不能经手术切除或早期癌灶的年轻患者、要求保留生育能力者。

抗雌激素制剂治疗：常用药物有他莫昔芬。常见的不良反应有围绝经期综合征的表现；骨髓抑制；头晕、恶心、呕吐、阴道流血、闭经等。

化疗：适用于晚期不能手术或复发的患者。

（五）护理措施

心理支持：针对患者存在的心理问题提供心理支持，缓解或消除心理压力。

治疗护理：子宫内膜癌的治疗比较复杂，有手术、放射治疗、化学药物治疗和激素治疗。对手术患者应做好心理支持及手术前后护理。广泛性全接受盆腔内放疗的患者，术前应排空膀胱，避免损伤。术后绝对卧床，避免放射源移位。放射源取出后，应逐步扩大活动范围和增加活动量。激素治疗多用于晚期或复发的患者。常用孕激素和抗雌激素药物，应鼓励患者坚持用药，监测药物不良反应。化疗患者应按化疗护理常规护理。

健康宣教：中年妇女应每年接受防癌检查一次；对每位受检者认真识别高危因素，高危妇女应接受进一步防癌指导；严格掌握雌激素的使用指征，指导用药后的自我监护方法及随访措施；对围绝经期月经紊乱或阴道不规则流血者，或绝经后出现阴道流血者应高度警惕子宫内膜癌，进行早诊断、早治疗。

随访指导：子宫内膜癌的复发率为 10% ~ 20%，绝大多数的复发时间在 3 年以内。治疗结束后应继续定期随访，监测异常情况，及早发现复发灶，给予及早处理。

随访时间：一般在术后 2 年内，每 3 ~ 6 个月 1 次；术后 3 ~ 5 年，每 6 ~ 12 个月 1 次；患者有不适感觉应及时就诊检查。晚期或癌肿无法切净等特殊患者应按医生要求进行随访。

三、卵巢肿瘤

（一）概述

卵巢是肿瘤的好发部位。卵巢肿瘤可发生于任何年龄，是女性生殖器常见的肿瘤。卵巢恶性肿瘤是女性生殖器三大恶性肿瘤之一，死亡率为妇科恶性肿瘤的首位。

1. 组织学分类

目前主要采用世界卫生组织制定的卵巢肿瘤组织学分类法。包括体腔上皮来源的肿瘤、性索间质肿瘤、生殖细胞瘤、脂质（类脂质）细胞瘤、性腺母细胞瘤、非卵巢特异性软组织肿瘤（肉瘤、纤维肉瘤、淋巴肉瘤）、未分类肿瘤、转移性肿瘤及瘤样病变。

2. 常见卵巢肿瘤的病理改变

1）卵巢上皮性肿瘤

发病年龄多为 30 ~ 60 岁女性，可分为良性、交界性和恶性。

卵巢浆液性肿瘤：①浆液性囊腺瘤。良性，多见于育龄妇女。肿瘤多发生于单侧卵巢，呈圆形或椭圆形，大小不一，表面光滑，壁薄，囊内充满淡黄色清澈液体。②交界性浆液性囊腺瘤。多见于育龄妇女。双侧卵巢均有肿瘤者多见，乳头状物多向囊外生长，质脆。③浆液性囊腺癌。恶性，多为双侧，体积较大，半实质性，表面光滑或有乳头状增生，切面为多房，腔内充满质脆乳头。

卵巢黏液性肿瘤：①黏液性囊腺瘤。良性，多见于 30 ~ 50 岁妇女，常合并妊娠。多为单侧，囊壁光滑、稍厚，灰白色，体积大。恶变率为 5% ~ 10%。当瘤壁破裂，黏液性上皮可在腹膜上种植并继续生长，为腹膜假黏液瘤。②交界性黏液性囊腺瘤。中等大小，多发生于单侧卵巢，表面光滑，切面见囊壁增厚，常为多房，见细小质软之乳头，囊内充盈黏液。③黏液性囊腺癌。恶性，40 ~ 70 岁妇女多见。癌肿多见于单侧卵巢，瘤体较大，灰白色，囊壁可见乳头或实质区，切面单或多房、伴实性区域，囊液浑浊或呈血性，常伴出血和坏死灶。

2）卵巢生殖细胞肿瘤

好发于儿童和青少年，发病率仅次于卵巢上皮性肿瘤，占卵巢肿瘤第二位。

畸胎瘤：①成熟畸胎瘤，是最常见的卵巢良性肿瘤。多为囊性，实性不常见，又称为皮样囊肿。多为单侧圆形，中等大小，表面光滑，壁薄质韧。切面多为单房，腔内充满油脂和毛发，有时可见牙齿或骨质，甚至胎儿样结构。其内任何一种组织成分均可恶变，形成各种恶性肿瘤。②未成熟畸胎瘤。为恶性肿瘤，多见于 20 岁以前。肿瘤由分化程度不同的未成熟胚胎组织构成，主要为原始神经组织。肿瘤较大，常为单侧实质性，表面呈结节状。切面多以实性为主，肿瘤恶性程度高，生长迅速，常穿透包膜，侵犯周围组织器官。

无性细胞瘤：为恶性肿瘤，好发于 20 ~ 30 岁女性。单侧多见，圆形或椭圆形，中等大，表面光滑，有纤维包裹，切面实性。

内胚窦瘤：是罕见的恶性肿瘤，恶性程度高，生长迅速，易早期转移，多见于儿童及青年妇女。切面多为实性，质脆，可见出血坏死区，能产生甲胎蛋白（AFP），此指标可作为诊断和监护肿瘤消长的重要指标。

3）卵巢性索间质肿瘤

特点为可产生复杂多样的类固醇激素，且形态和功能并不完全相符，有内分泌功能。

颗粒－间质细胞瘤：①颗粒细胞瘤。为低度恶性，预后较好，多发于 45 ~ 55 岁妇女，因肿瘤能分泌雌激素，多数患者以性激素分泌紊乱为首发症状，青春期前的患者可出现假性性早熟，生育年龄的患者可出现月经紊乱，绝经后的患者可有阴道流血。多为单侧，切面多为囊实性或实性。②卵泡膜细胞瘤。为良性肿瘤，多发生于绝经后，肿瘤能分泌雌激素，因此有女性化作用。肿瘤多为单侧，圆形或卵圆形，质硬，包膜完整，切面实性。③纤维瘤。是较常见的卵巢良性肿瘤，多见于中年妇女。一般中等大，表面光滑或呈结节状凸起。切面灰白色，实性，质硬。约 10% 以上的卵巢纤维瘤患者可有腹水，甚至胸腔积液，称为梅格斯综合征。腹水的量与肿瘤大小有一定关系。手术切除肿瘤后腹水消失。

支持 – 间质细胞瘤：也称睾丸母细胞瘤，多见于 40 岁以下女性。多数单侧，一般较小，实性。高分化支持 – 间质细胞瘤常无激素分泌现象，约 50% 的低分化支持 – 间质细胞瘤患者有雄性激素分泌增多表现，少数患者可出现雌激素分泌过多症状。

4）卵巢转移性肿瘤

由原发于卵巢外的恶性肿瘤播散至卵巢所致。

（二）临床表现

1. 症状

良性卵巢肿瘤发展缓慢，早期肿瘤小，多无症状，常不被患者发觉。当肿瘤增大至中等大小时，患者可扪及肿块，并有腹胀感。肿块较大时，妇科检查可触及囊性或实性之球形肿瘤，表面光滑，蒂长者活动良好。肿瘤继续增大可占满盆腹腔，出现尿频、便秘、气急、心悸等压迫症状。

恶性卵巢肿瘤早期常无症状，一旦出现腹胀症状或发现腹部肿块时疾病已至晚期。症状轻重取决于肿瘤大小、位置、侵犯转移的程度、组织学类型及有无侵犯或压迫神经等并发症。

2. 体征

妇科检查可触及子宫一侧或两侧的卵巢囊性、实质性或半实性包块，表面光滑，可活动，与周围组织无粘连；或肿块表面高低不平，与周围组织有粘连，固定不动，可有腹水。

（三）并发症

1. 蒂扭转

当患者突然转身或连续旋转时，肿瘤由于偏向于身体一侧而发生蒂扭转，表现为一侧下腹腹痛加剧，或一侧下腹痛伴恶心、呕吐甚至休克，是妇科常见急症。

2. 破裂

有外伤性及自发性两种。破裂时患者可有轻度或剧烈腹痛、恶心、呕吐、出血性休克和腹膜炎。

3. 感染

表现为高热、腹痛、肿块、腹部压痛、肌紧张及白细胞计数升高等腹膜炎征象。

（四）辅助检查

1. 细胞学检查

在腹水和腹腔冲洗液中查出癌细胞，对于确诊、确定卵巢分期和选择治疗方案有意义。

2. 影像学检查

B 超检查：可测肿块部位、大小、形态和质地，显示腹水等。通过彩色多普勒超声扫描可测定卵巢及其新生物组织的血流变化，有助诊断。

X 线检查：腹部、胸部 X 线摄片可显示阳性阴影，卵巢畸胎瘤腹部平片可显示出牙齿及骨骼，有囊壁密度增高的钙化层，囊腔呈放射透明阴影。

CT 及 MRI：可清晰显示肿块，检查脏器及淋巴转移情况。

淋巴造影：可显示淋巴转移征象，明确肿瘤转移部位和范围，有助于选择和决定手术方案。

3. 腹腔镜检查

对腹腔肿块、腹水或可疑卵巢恶性肿瘤者采用腹腔镜检查，但肿块过大，肿块粘连于腹壁，腹膜炎者不宜采用此检查。

4. 其他

可通过测定患者血清中肿瘤标志物如 AFP，协助诊断卵巢内胚窦瘤等卵巢肿瘤；检测卵巢上皮性癌患者血清中糖类抗原 125（CA125），对确诊浆液性腺癌有帮助；血清中人绒毛膜促性腺激素（hCG）浓度过高对诊断原发性卵巢绒癌有意义。

（五）治疗原则

1. 良性肿瘤

一旦明确诊断，应进行手术治疗。仅怀疑为卵巢瘤样病变且直径小于 5 cm 者，可进行短期随访观察。手术范围应依据患者年龄、生育要求和肿瘤情况而定，对年轻患者有一侧卵巢肿瘤者应保留对侧正常卵巢；两侧卵巢肿瘤者应行肿瘤剥除术，保留部分卵巢组织。对围绝经期妇女应高度警惕肿瘤恶变，做全子宫及双侧附件切除，对可疑病变部位进行快速活组织检查，决定相应手术范围及其他治疗措施。

2. 恶性肿瘤

对恶性肿瘤应采取综合治疗方案。原则是手术为主，化疗、放疗为辅。

手术治疗：一旦疑为恶性肿瘤，应立即手术治疗。手术范围依肿瘤类型、肿瘤分期和患者年龄、对手术的忍受等情况而定。

化学治疗：为主要辅助治疗措施。卵巢恶性肿瘤对化疗较敏感，可用于术后预防复发、延长生命；对无法手术的晚期患者先行化疗，可减少腹水，缩小或松动肿瘤，以提高手术的效果。

放射治疗：放疗对于某些卵巢肿瘤可有较好疗效，无性细胞瘤对放疗非常敏感，颗粒细胞瘤中度敏感。放疗方法有应用钴 60、直线加速器做外照射及在腹腔内灌注放射性核素做内照射。

（六）护理措施

心理支持：护理人员应富有同情心，关心体贴患者，主动与患者交谈，及时了解患者心理状况；认真听取患者的诉说，为患者讲解相关知识，使患者感受到切实的关心和帮助。

手术护理：按妇科腹部手术患者的护理。

化疗：按化疗护理常规护理。腹腔化疗药液灌注时应缓慢滴入，灌注后患者应注意翻身，使药液与脏器充分混合。

放疗护理：按放疗护理常规护理。卵巢治疗外放射的范围大，放射治疗时应注意保护肝、肾区。

健康宣教：卵巢肿瘤治疗后易复发，应坚持长期随访。

四、子宫脱垂

（一）概述

子宫从正常位置沿阴道下降或脱出，当宫颈外口达坐骨棘水平以下，甚至子宫全部脱出阴道口以外，称为子宫脱垂。

（二）临床表现

1. 症状

轻度Ⅰ患者一般无自觉症状。Ⅱ、Ⅲ度患者主诉有外阴"肿物"脱出，行动不便，轻者卧床后"肿物消失"，重者"肿物"一直存在，不可还纳。中度以上患者有不同程度的腰骶部酸痛或下坠感，久站或劳累后明显，卧床休息后可缓解。重度患者常伴有直肠、膀胱膨出，出现排便、排尿困难。暴露在外的宫颈由于长期受到摩擦，组织增厚、角化，出现溃疡，分泌物增多或因感染导致脓性分泌物。

2. 体征

子宫脱垂的分度，以患者平卧用力向下屏气时子宫下降的程度分为三度。

1）Ⅰ度

轻型：宫颈外口距处女膜缘＜4 cm，未达处女膜缘。

重型：宫颈已达处女膜缘，阴道口可见宫颈。

2）Ⅱ度

轻型：宫颈脱出阴道口，宫体仍在阴道内。

重型：部分宫体脱出阴道口。

3）Ⅲ度

宫颈及子宫体全部脱出阴道口外。

（三）治疗原则

1. 非手术治疗

子宫托：适用于不同程度的子宫脱垂，因体弱以及其他疾病不能耐受手术者。使用后每3个月复查一次。

盆底肌肉（肛提肌）锻炼：适用于轻度子宫脱垂者。

改善全身情况：治疗使腹压增高的慢性疾病；绝经者在妇科内分泌医生指导下适量补充雌激素；注意劳逸结合。

2. 手术治疗

适用于保守治疗无效、子宫脱垂Ⅱ度及Ⅲ度、合并直肠阴道膨出者。手术方式根据患者年龄、生育要求及全身健康情况选择。

（四）护理措施

1. 心理护理

子宫脱垂病程较长，护士应亲切地对待患者、理解患者；鼓励患者说出自己的疾苦；讲解疾病知识和预后，协助患者早日康复。

2. 日常护理

及早就医，及时将脱出物回纳，避免过久的摩擦。病情重、不能回纳者需卧床休息，减少下地活动次数、时间。

保持外阴部的清洁、干燥，每日使用流动的清水进行外阴冲洗，禁止使用酸性或碱性等刺激性药液。若出现溃疡需遵医嘱于冲洗后涂抹溃疡油；有感染时须遵医嘱使用抗生素。

冲洗后嘱患者更换干净的棉质紧身内裤，或用清洁的卫生带、丁字带，其可有效地支托下垂的子宫，避免或减少摩擦。

使用纸垫时需选择吸水性、透气性均佳的用品。

进食高蛋白、高维生素的饮食，促进溃疡面愈合，增加机体抵抗力。

3. 子宫托的使用

使用子宫托的患者需注意：选择合适的型号、学会放置的方法、保持子宫托及阴道的清洁。另外，子宫托应每天早上放入阴道，睡前取出消毒后备用。上托后，分别于第1、3、6个月时到医院检查1次，以后每3～4个月到医院检查1次。

4. 术后注意事项

患者术后仍需注意休息。不能从事重体力劳动、举重物、长时间站立、行走，预防咳嗽及便秘等使腹压增加的活动及慢性病。术后要坚持做肛提肌的锻炼，术后一般休息3个月，出院后第1个月、第3个月时到医院进行复查。

参考文献

[1] 陈风娇.现代全科护理策略 [M].北京：科学技术文献出版社，2020.

[2] 陈茂君，段丽娟，李莉.神经外科护理难点突破 [M].成都：四川大学出版社，2020.

[3] 陈霞.普通外科疾病护理与技术 [M].北京：科学技术文献出版社，2020.

[4] 陈兴梅，阳桃鲜，王萍仙，等.神经外科临床护理管理与实践 [M].昆明：云南科技出版社，2021.

[5] 程东阳，郝庆娟.外科护理 [M].上海：同济大学出版社，2021.

[6] 迟琨.新编临床护理学理论与操作实践 [M].长春：吉林科学技术出版社，2019.

[7] 初钰华，刘慧松，徐振彦.妇产科护理 [M].济南：山东人民出版社，2021.

[8] 丁淑贞，吴冰.普通外科临床护理 [M].北京：中国协和医科大学出版社，2016.

[9] 樊子双.基础护理学理论研究与应用 [M].长春：吉林科学技术出版社，2019.

[10] 冯素文.妇科护理专科实践 [M].北京：人民卫生出版社，2019.

[11] 侯仕彩.现代普通外科护理 [M].北京：科学技术文献出版社，2020.

[12] 赖丽荣，黄丽红.异常子宫出血护理中针对性护理模式的效果观察 [J].中国医药指南，2023，21（20）：155-157.

[13] 李春梅.护理学基础 [M].成都：西南交通大学出版社，2022.

[14] 李海燕，钱火红，毛燕君.血管外科实用护理手册 [M].上海：第二军医大学出版社，2015.

[15] 李玉荣，宛淑辉，马珊珊.护理学导论 [M].武汉：华中科技大学出版社，2020.

[16] 李震，翟水亭，付明倜.血管与腔内血管外科护理常规 [M].北京：清华大学出版社，2016.

[17] 梁敏，贺吉群.手术室亚专科护理系列教材 全彩心胸外科手术护理 [M].长沙：湖南科学技术出版社，2023.

[18] 林莲花.子宫肌瘤合并高血压患者妇科手术护理干预 [J].心血管病防治知识（学术版），2020，10（11）：9-52.

[19] 刘朝霞，张建荣，叶学奎，等.实用妇科护理规范与重点 [M].北京：科学技术文献出版社，2017.

[20] 刘娟娟，王梅.围术期综合护理在腹主动脉瘤患者中的应用效果及对焦虑、抑郁情绪的影响 [J].婚育与健康，2023，29（11）：163-165.

[21] 刘巍，王爱芬，吕海霞.临床妇产疾病诊治与护理 [M].汕头：汕头大学出版社，2021.

[22] 马燕兰，侯惠如，杨晶，等.老年疾病护理指南 [M].北京：人民军医出版社，2013.

[23] 莫文芳.精细化护理干预在异常子宫出血患者中的应用效果 [J].实用妇科内分泌电子杂志，2019，6（28）：138-143.

[24] 秦晶，屈冰，李海燕，等.腔内血管外科护理常规及案例分析 [M].北京：清华大学出版社，2022.

[25] 曲华，李鲁滨，于英.血管外科疾病护理与康复 [M].北京：人民卫生出版社，2022.

[26] 任艳萍，喻志英.老年护理 [M].成都：西南交通大学出版社，2019.

[27] 孙爱莲.整体护理在高血压脑出血护理中的应用效果及其对护理满意度的影响 [J].名医，2022（24）：135-

137.

[28] 唐萍，李国平，刘立珍 . 老年护理技术 [M]. 上海：同济大学出版社，2021.

[29] 王丽芹 . 血液透析护理实践精讲 [M]. 北京：中国医药科学技术出版社，2020.

[30] 王杉 . 外科与普通外科诊疗常规 临床医疗护理常规：2019 年版 [M]. 北京：中国医药科技出版社，2020.

[31] 王梧圩，张航，陈文，等 . 高龄患者冠状动脉旁路移植术后通气时间延长的危险因素和围术期结果分析 [J]. 中国胸心血管外科临床杂志，2023，30（7）：995–1001.

[32] 王秀菊 . 在冠状动脉旁路移植术围术期实施全面护理干预对减低应激反应的重要意义 [J]. 黑龙江中医药，2021，50（6）：391–392.

[33] 王永红 . 现代临床全科护理 下 [M]. 长春：吉林科学技术出版社，2019.

[34] 吴胜梅 . 神经外科护理与风险管理 [M]. 昆明：云南科技出版社，2018.

[35] 席桂华，张楠 . 血管外科护理 [M]. 北京：人民卫生出版社，2018.

[36] 肖芳，程汝梅，黄海霞，等 . 护理学理论与护理技能 [M]. 哈尔滨：黑龙江科学技术出版社，2022.

[37] 熊玉婉，唐安娜，蔡雪莉，等 . 建立透析血管通路护理小组对肾衰竭患者行维持性血液透析期间内瘘相关并发症的改善效果 [J]. 中西医结合护理（中英文），2021，7（8）：103–105.

[38] 姚礼 . 普外科甲状腺临床与护理 [M]. 天津：天津科学技术出版社，2018.

[39] 张佩玲，胡丽萍，杨文娟 . 护理学 [M]. 延吉：延边大学出版社，2017.

[40] 张淑华 . 妇科护理理论与技术 [M]. 长春：吉林科学技术出版社，2018.

[41] 张燕，成红梅，王蕾，等 . 血液透析护理操作规范流程 [M]. 郑州：河南科学技术出版社，2023.

[42] 赵玉洁 . 常见疾病护理实践 [M]. 北京：科学技术文献出版社，2019.